脱力系コミックエッセイ

重症筋無力症 MG とほほ日記

改訂版

わたなべすがこ

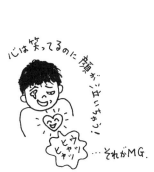

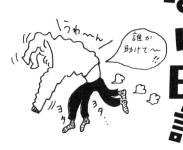

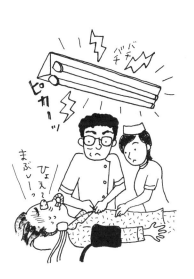

三輪書店

はじめに

　"重症筋無力症"という病名をご存じですか？　運動機能に異常が生じる筋肉や神経の病気にもいろいろありますが、免疫に由来した神経筋疾患で、"MG"と略して呼ばれたりします。

　厚生労働省が指定する難治性疾患、指定難病とされていますが、私自身、自分がこの病気になるまでは、難病やその他の多くの病気、また障害について一部の偏ったイメージしかなかったか、ほとんど何も知らなかったかもしれません。

　これは、重症筋無力症を発症した"オイラ"による漫画日記のようなものです。2003年、29歳10か月の頃、異変に気づき、それから間もなく描き始めました。

　病気になって何に困ったかというと、この病気は一見すると健常者のようなので、それが周りの人に伝わりにくいことでした。もちろん、見た目ですぐにわかってしまう病気や障害を持つ人の苦労も、はかり知れません。しかし一方、見た目でわからないため、あるいはこうした病気の存在が社会であまり知られていないために、周囲の理解を得ることが難しかったり、助けを求めにくいということが多々ありました。

　そんな不都合をどうにかしたくて、"オイラ"は描いてみることにしました。病気になる以前から、日常のさまざまなことを漫画のようなもの……"絵と文"で表すことをしていたので、MGと自分について描くことも何の違和感もなく、自然なことでした。奇妙な症状や出来事に右往左往し、泣いたり、笑ったり、怒ったり、喜んだり。病気と過ごす「とほほ」な日々は、ネタの宝庫だったのです。

　当時はコミックエッセイなどという言葉がまだ世の中に浸透しておらず、自身ではイラストルポなどと言って、コピーを友人に配布したのが始まりでしたが、やがて、リハビリ専門誌の「作業療法ジャーナル」（三輪書店）に月刊で掲載していただくようになりました。

　本書は、2007年に三輪書店から出版された内容に、加筆修正をして再版したものです。

重症筋無力症とは…

　神経と筋肉の接合部で起こる異常のために、神経からの信号が筋肉に伝わりにくくなり、力が入らなくなる病気。原因不明の自己免疫疾患で、厚生労働省から指定難病に指定されている。
　症状は目や口、顔面、首、手足、胴などに現れ、重症になると呼吸障害を起こすことも。症状が現れる部位や程度は人によってさまざまで、個人差が大きい。日によって、また1日の中において変動があることも特徴である。

　かつては病初期の数年以内に約4分の1の人が死亡する疾患だったが、現在では早期の発見と治療により、日常生活を支障なく過ごせたり、就労・就学ができるようになってきた。一方で呼吸不全に至るケースも未だ約10％あり、小児の患者や長期にわたり困難な生活を送る患者の存在もある。

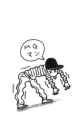

日本での患者数

　2006年に行われた全国疫学調査では人口10万人あたり11.8人と報告され、2016年の厚生労働省のデータでは、推定約2万3千人といわれている。
　男女比は1：1.7で女性に多く、発症年齢は女性では10歳以下と30歳代に、男性では10歳以下と50歳代にピークがあり、近年では男女ともに50歳代の発症者が増えている。
　症状が眼の筋肉に限られている"眼筋型"とその他にも症状がある"全身型"とがあり、胸腺に異常を伴うケースが多く認められている。なお、親から子に遺伝しないといわれている。

目次

第1章　MGってどんなビョーキ???―その症状と日常生活
- 日内変動 …………………………………………………………………… 10
- 眼瞼下垂 …………………………………………………………………… 13
- 嚥下障害 …………………………………………………………………… 14
  - 喉の構造 ………………………………………………………………… 16
- 構音障害 …………………………………………………………………… 17
  - 考察・構音障害 ………………………………………………………… 19
- 四肢・体幹筋力低下 ……………………………………………………… 20
- 入浴編 ……………………………………………………………………… 28
- はばかり編 ………………………………………………………………… 30
- 身だしなみ編 ……………………………………………………………… 31
- 外出＆歩行編 ……………………………………………………………… 32
  - 考察・重力とMG ……………………………………………………… 34
- 買い物＆交通編 …………………………………………………………… 35
- コラム　「ヘルプマーク」をご存じ？ ………………………………… 38
- 料理＆台所編 ……………………………………………………………… 40
- 字を書く　絵を描く ……………………………………………………… 43
  - 描きやすさ比較 ………………………………………………………… 44
- 宴会は苦手？ ……………………………………………………………… 45
- 趣味や娯楽で「とほほ」編 ……………………………………………… 47
- 季節変化とMG …………………………………………………………… 50
- 風圧と気圧 ………………………………………………………………… 52
  - そもそもなんでMGになるの？ ……………………………………… 54
  - 胸腺腫の摘除手術について …………………………………………… 58
- コラム　父の闘病と始まった私のとほほ病 …………………………… 60

第2章　発病―異変から診断まで
- 発病前のオイラ …………………………………………………………… 64
- 異変 ………………………………………………………………………… 65
- 初診 ………………………………………………………………………… 70
- 精密検査 …………………………………………………………………… 72
- 病名告知 …………………………………………………………………… 74
- 誤診と治療難民 …………………………………………………………… 77
- コラム　難病患者をとりまく現状 ……………………………………… 78

第3章　キョーフのクリーゼ─九死に一生を得る

- クリーゼの予兆 …………………………………………………… 84
- 緊急入院 …………………………………………………………… 87
- 覚醒 ………………………………………………………………… 90
- 受難 ………………………………………………………………… 97
- 好転 ………………………………………………………………… 101
  - 想像図　ICUを上から見たら…？ ……………………………… 104
  - 急性期の治療　ステロイドパルスと血漿交換 ………………… 106
- 試練と支援 ………………………………………………………… 107
- 疑似体験 …………………………………………………………… 117
  - 人工呼吸器について ……………………………………………… 119
- 抜管 ………………………………………………………………… 120
- **コラム**「生きていてくれて、よかった！」………………………… 128
- 入院中の足跡 ……………………………………………………… 131

第4章　リハビリと治療─気長にゆるゆると

- リハビリテーション1　歯科 …………………………………… 136
- リハビリテーション2　【発語療法】Speech Therapy：ST …… 138
- リハビリテーション3　【理学療法】Physical Therapy：PT …… 141
- リハビリテーション4　【作業療法】Occupational Therapy：OT … 145
- リハビリテーション番外編　あったらいいな Therapy ……… 150
- 治療1　抗コリンエステラーゼ薬 ……………………………… 153
- 治療2　ステロイド治療　副腎皮質ホルモンの化学合成薬 … 156
  - ステロイドの処方例 ……………………………………………… 159
  - ステロイドの主な副作用 ………………………………………… 160
  - イレギュラーな副作用 …………………………………………… 162
  - ステロイド治療と抗体価の推移 ………………………………… 165
- 治療3　免疫抑制剤 ……………………………………………… 166
- その他の治療法 …………………………………………………… 166
- 治療によって回復したら… ……………………………………… 167
- 日常生活の大切さ ………………………………………………… 167
- 胸腺腫の再発・再々発!?　その後のとほほ話 ………………… 168
- 現在のオイラ　とほほでもOK！ ……………………………… 171
- **コラム**　めざせ、元気な病人・幸せな難病患者 ……………… 172

- オイラとMGの年表 ……………………………………………… 174

第1章 MGってどんなビョーキ？

その症状と日常生活

"重症筋無力症"なんて、何やらオドロオドロシイ名前ですが、その症状の現れ方や、それぞれの患者が送っている日常生活は、同じ病気でもいろいろと違いがあります。
また、日によっても、1日の中においても状態が変化することが特徴です。なんとつかみどころのない病気でしょう…

| 日内変動 にちないへんどう | MGは、1日の中でも症状に変化があります。継続して動作をすると疲れやすく、休めば回復するのが特徴なので、たっぷり寝たあとの朝は調子がいいはずですが…

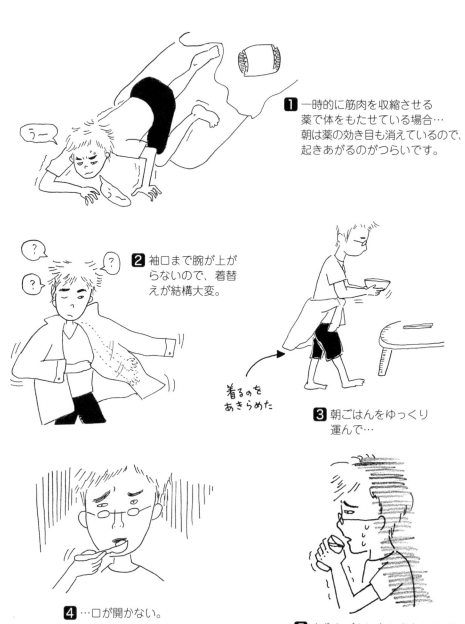

1. 一時的に筋肉を収縮させる薬で体をもたせている場合…朝は薬の効き目も消えているので、起きあがるのがつらいです。

2. 袖口まで腕が上がらないので、着替えが結構大変。

着るのをあきらめた

3. 朝ごはんをゆっくり運んで…

4. …口が開かない。

5. 水分もゴクンといかないので

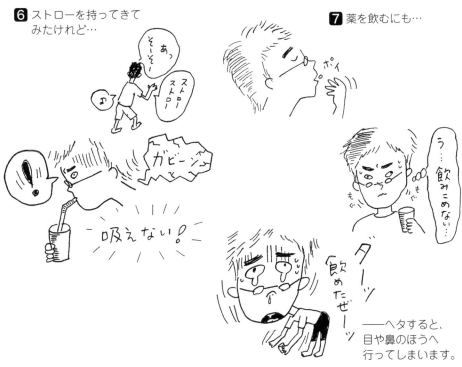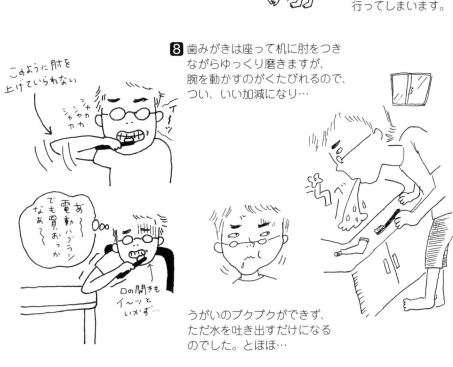

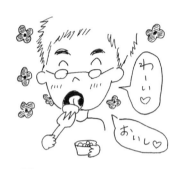

9 そうかと思えば、薬が効いているせいか、昼間は結構調子が良かったりして…

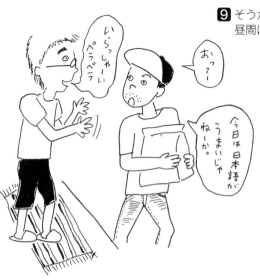

10 食事もわりと、食べられたりするんです。

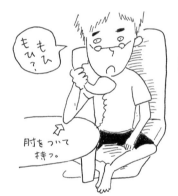

11 ところが、夜になるとまた症状が強くなり

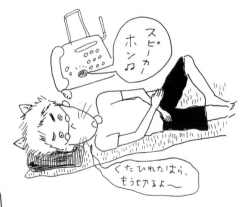

12 体の脱力感も激しくなります。

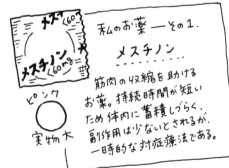

眼瞼下垂
がんけんかすい

MGには、目の周りの筋力の低下だけに限られる眼筋型と、全身に症状が現れる全身型があります。
オイラは全身型で目の症状はさほどひどくはありませんが、物が二重に見える"複視"という症状が現れることもあります。

オイラの場合、こんなときにまぶたが閉じてしまいます。

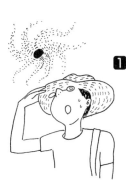

1 太陽が照りつける陽射しの強い日。

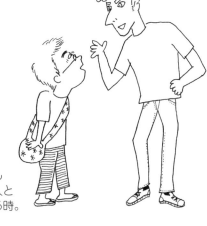

2 自分よりも背の高い人と話している時。

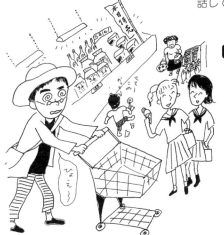

3 スーパーなどの大型店に入って、物や人や光をたくさん見た時。
（ドラッグストアやコンビニなどの強い光がとくにダメ…）

4 車に乗った時がてきめんで…

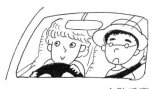

↑助手席

5 移り変わる風景を見るだけで、自分が運転もしていないのに…

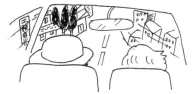
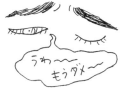

6 シャッターが閉じちゃうんだな。

嚥下障害
えんげしょうがい

食べ物を噛む力や飲み込む力も弱いため、
子どもの離乳食のようなものを
大人の味つけにして食べています。
歯はちっとも弱っていないのに、
ほとんど歯がない人のような
食生活になってしまいました。
とほほ…

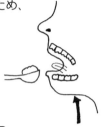

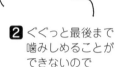

1 口の開きもイマイチ
大きくできないうえに、

2 ぐぐっと最後まで
噛みしめることが
できないので

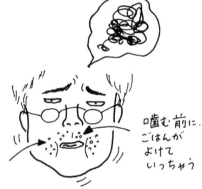

噛む前に、
ごはんが
よけて
いっちゃう

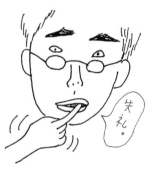

失礼。

3 ごはん粒などは、このへんに
たまってしまいます。
（歯の表側っていうか唇の裏
側っていうの？）

4 だから指でかき出したりしながら
食べています。
（はしたなくって、ごめんあそばせ）

5 あごが動かせないワケではないのだけれど、
くり返し同じ動作をすると、すぐに疲れて
動かせなくなるのです…。

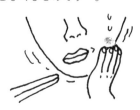

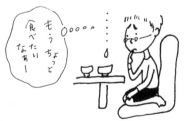

もう
ちょっと
食べたい
なー

6 したがっていつも、満腹になれずに
ごはんはおしまい。
（まあ、腹八分目っていうケドね〜）

7 夏なんかビールを
ゴクゴクッ…

8 と一杯やりたいねえ、
と思って発病前に
1ケース注文した
のに…

9 …ちまちまと
茶をすする私。

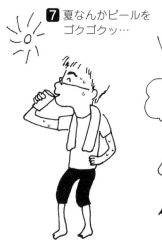
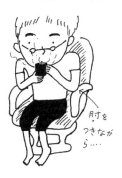

10 しかしまあそのおかげで飲みすぎ・食べすぎ・
胃のもたれ…もなく、食べ物さんに感謝しながら、
ゆっくり食事するようになりました。

お天とさん．
お百姓さん．
漁師さん・みんな
アリガトー!!

私の食卓

食べやすいのは、口の中でつぶれやすく喉の通りの良い物や最初から
やわらかく調理した煮込み料理。食べにくいのは、固くて歯ごたえの
ある野菜や漬物、弾力があって噛み切りにくい魚介類や練り物、口を
すぼめてすすって食べる麺類、薄いけれど上顎につきやすい海苔など。

食べやすい食品

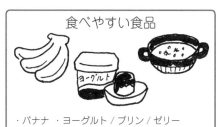

・バナナ ・ヨーグルト / プリン / ゼリー
・蒸しパン・フレンチトースト ・茶碗蒸し
・豆腐 ・ポタージュスープ / シチュー など

食べにくい食品

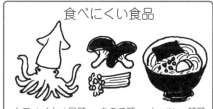

・タコ / イカ / 貝類 ・きのこ類 ・ナッツ ・麺類
・きゅうりやごぼう ・漬物 ・こんにゃく ・蒲鉾
・海苔やワカメなど、薄くても噛みづらいもの

まずは何でも皮をむいて細かく刻む
（千切りやみじん切りは腕が大変ですが！）

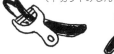

コトコト煮込む。
肉や魚も、形が崩
れるほど煮込んだ
ものが食べやすい。

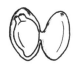

魚介類の中でも、弾力がある貝は噛めないけど、
お刺身やお寿司など生魚のネタは食べられます。
お煎餅やパイ生地は苦手でも、スイーツは食べ
やすいものが多くてウレシイ！

喉の構造

食べ物をかみ砕いたり、飲み込むことが難しくなるのはどうして？

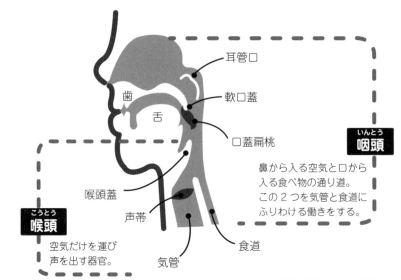

咽頭（いんとう）
鼻から入る空気と口から入る食べ物の通り道。この2つを気管と食道にふりわける働きをする。

喉頭（こうとう）
空気だけを運び声を出す器官。

【薬剤師さんへお願い】
嚥下が困難な患者は大きな粒のお薬を飲み込むことも大変！ 粒の小さいお薬の開発をお願いします。

嚥下反射（えんげはんしゃ）

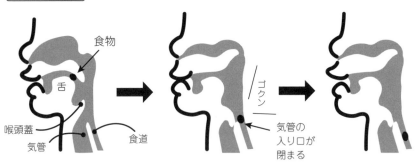

1 口の中で食べ物を咀嚼したあと、喉に触れると…

2 気管の入り口がふさがりゴクンと食道へ食物を送り込む反射が起こる。

3 しかしこの反射の力が弱いと、食道ではなく気管に誤嚥しそうになり、むせやすくなる。

構音障害
こうおんしょうがい

薬が効いている時間帯によっても差がありますが、ヘンな鼻声になり、ろれつがまわらなくなります。最初のすべり出しは良くても、2分、3分と会話がすすむにつれ、症状がはげしくなるのです。

とくに、『ガギグゲゴ』『ザジズゼゾ』『ダヂヅデド』『バビブベボ』『パピプペポ』といった、鼻濁音、破裂音が言えません。筋力を使うんでしょうかねぇ…

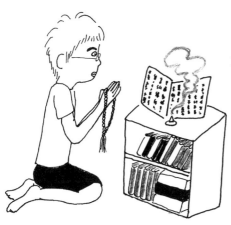

1 オイラは毎朝般若心経を唱えています。（入院中、父が写経してくれたもの）

2 しかし、『観自在菩薩行深般若波羅密多時』が、

「かんにーないもーさっ にょーにん はんにゃー はーらーみーたーにー」

……に、なってしまいます。

3 とくに、大好きな最後の部分…『羯諦羯諦波羅羯諦…』は、

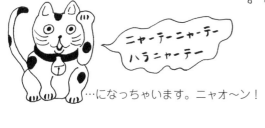

「ニャーテーニャーテー ハラニャーテー」

…になっちゃいます。ニャオ〜ン！

4 時々、子どもの友人に「絵本よんでよんで」と言われて、読みはじめると…

「スガチャンよんで〜」
「どれどれっ」
「むかしむかしあるところに…」

最初はよいのですが

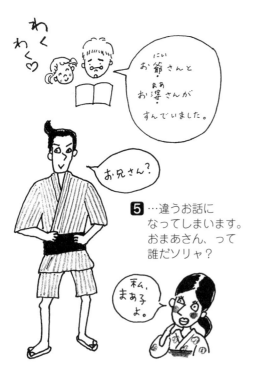

5 …違うお話になってしまいます。おまあさん、って誰だソリャ？

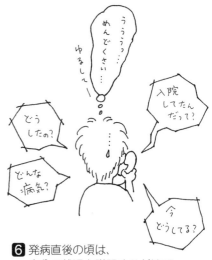

6 発病直後の頃は、自分の状況を説明するだけで結構骨が折れました。会話をするだけでものすごくくたびれたりするので、新しい人に会うのは、つい避けちゃったり。（出会いがなくなっちゃうなぁ！）

7 最も悲しいのは、今までは——

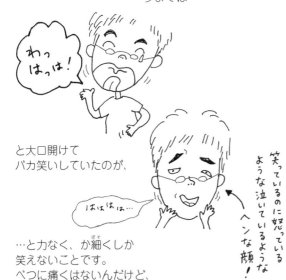

と大口開けてバカ笑いしていたのが、

…と力なく、か細くしか笑えないことです。べつに痛くはないんだけど、笑うと顔がひきつっちゃうんだな。

笑っているのに怒っているような泣いているようなヘンな顔！

8 …それから、歌が歌えない。音程がとれないのです。高音・低音になるにつれフニャフニャになっちゃう。

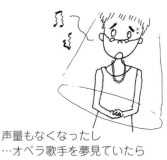

声量もなくなったし…オペラ歌手を夢見ていたらショックだったろうな。

考察・構音障害

「あいうえお」は言いやすいのに、鼻濁音や破裂音が言いづらいのはなぜ？専門家が見たらこの図は変かもしませんが、声を出すとき、どんなところに力を入れているのか、考えてみました。

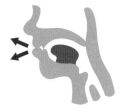
パピプペポ / バビブベボ / マミムメモ
上唇と下唇をしっかりとぶつける

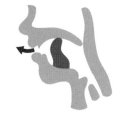
タチツテト / ダヂヅデド / ナニヌネノ / ラリルレロ
舌の先を上顎に打ち付ける。ラ行はさらに舌を丸めながら

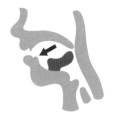
カキクケコ / ガギグゲゴ
喉の奥のほうに力をためて音を出す感じ

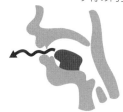
サシスセソ（ザジズゼゾ）
上顎と舌のすきまから息を出しつつ音を出す（ザ行はタ行とサ行の両要素を持つ）

声のしくみ

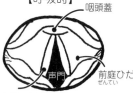
【呼吸時】
咽頭蓋
声門
前庭ひだ（ぜんてい）
声帯ひだ

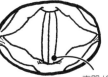
【発声時】
声門がピタッと閉まる

① 喉頭筋が伸縮することで声帯が収縮
② 声門が閉じられ、気管に閉じ込められた空気の圧が高まる
③ 空気を外に吹き出すことで、声帯が振動して声になる

四肢・体幹筋力低下
しし　たいかんきんりょくていか

オイラの場合、日常的に症状を強く感じるのは上体です。使えば使うほどその部位の力が入りづらくなるのがMGの特徴ですから、両腕や上半身をそれだけ使っているということでしょう。同じ姿勢を保持する、動作をくり返す、というのは筋力が要るのですね。

1 例えば、机に向かう時。オイラは背もたれのないお座敷などで背中を起こして座り続けることができません。正座ができない、ということではなく、体幹を支えられないのです。

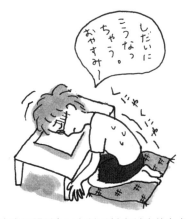

本当に眠りたいわけではありませんよ～

2 だからいつも、座椅子と画板が友達さ！
でも座椅子にばかり座っていると、腰が痛くなるし、そもそも、低い所から立ちあがるのって大変です。
すると、見かねた友人が…

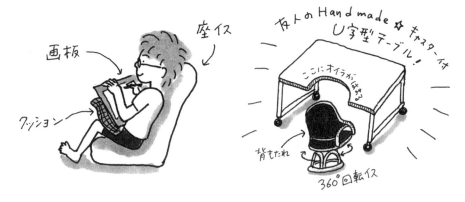

こんな机を手作りしてくれました!!

3 掃除の時など、箒くらいの物は持っていられるのですが、前屈みの姿勢でいると、頭がボーリングのボールのように重くてクラクラしちゃう。そこで…

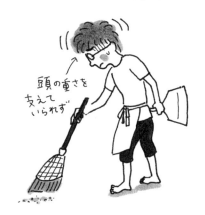

4 ひざまずいて、前傾姿勢をとらなくてよい掃除法（？）を編み出しました。コロコロを使ってみたり、立ったまま床拭きできるワイパーが重宝しています。

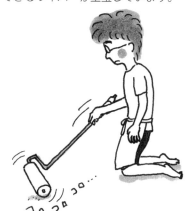

5 この姿勢は無理ですね!!

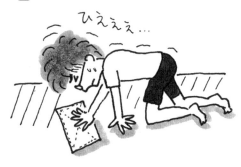

6 最も大変なのはお風呂掃除。こんな姿勢は続かないので…

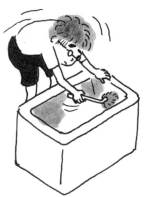

7 浴槽に入って、腕の力は入れずにチョコマカと洗います。しゃがんでいるのも筋力が必要ですが、頭の重さに耐えるよりマシかな？

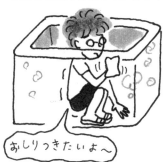

8 だいいち、オイラは"雑巾しぼり"
がうまくできません。

9 台拭きがなんとなくいつもピチョ
ピチョっていうのもねえ…

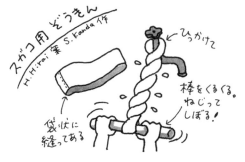

これまた友人が、考案して作ってくれた雑巾。
握力がなくても棒を持ってひねれば絞れる。
その名も「ひねればゾーキン」。でもこれは
気長じゃないとやっていられないんだな〜

10 自分の握力に自信がない。
だからつい、水道の蛇口も
2回しめちゃったりして、

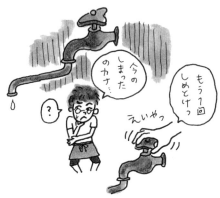

11 時々、人が来ると反対に
ビックリされます。

12 握力が弱いと米研ぎもイマイチ。
ちゃんと研いでいるんだか？？？
かきまわしているだけのような…
『ギュッ、ギュ』というより
『ムニュ、ムニュ』。

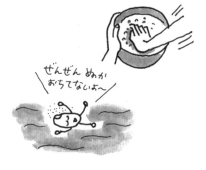

🔢 台所でよくあることは…

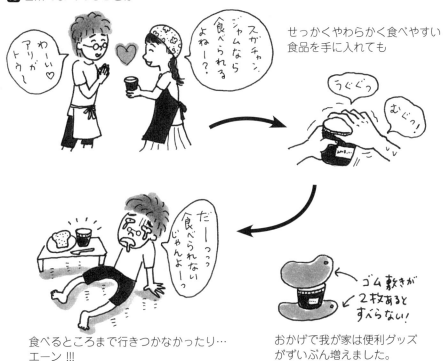

せっかくやわらかく食べやすい食品を手に入れても

食べるところまで行きつかなかったり…
エーン!!!

おかげで我が家は便利グッズがずいぶん増えました。

🔢 食べるには最適だけど、自分で調理できないという食材もあります。例えばカボチャ！ それから長芋や里芋などはやわらかいけれど、上顎にくっつきやすく喉に詰まりやすいので危険です。

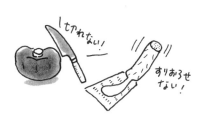

🔢 でも人間、食い意地は衰えないものです。
どーしてもビールが飲みたい！ という時は…

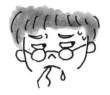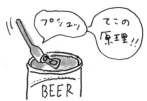

意地でも開けるのでした！

"腕を上げる""物を持つ"というだけでも、結構な筋力を使っています。
元気な時は気にもしない何気ない動作ですが…

⓰ 高い所にある物をとる時は肘を高くあげなくてはなりません。このような動作は筋力が弱るとキツイ。

肘を下げたまま、腕をあまり上げない姿勢で物を持つことは、比較的楽にできます。

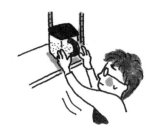
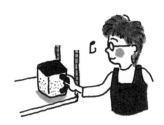

⓱ ですから我が家の台所はだいぶ物が移動し、足元には"すのこ"が登場しました。

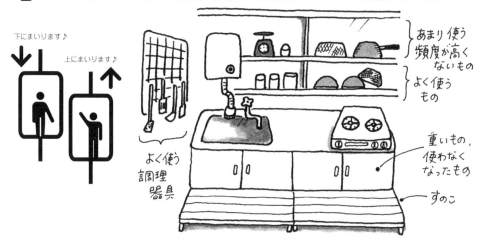

⓲ この高さがあるだけで、手の届く範囲が変わるのです！

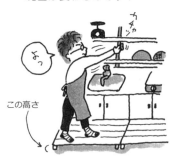

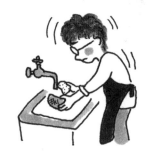

⓳ 洗い物をする時はその分前かがみの姿勢になるのでちょっとツライけど…

20 それに、ウチに来た人がよく台所でつまづいたりして…

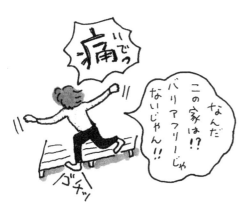

21 水の入ったヤカンを持ち上げる、ゆっくり湯を注ぐ、そうしたことも大変なので、コーヒーを淹れる時は

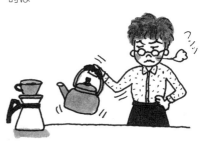

このように、シンクの中にドリッパーとサーバーを入れて、腕を上げなくてよい姿勢で注ぐことにしました。

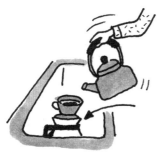

注ぎ口が細いので少しずつ注ぐことができる

持ち手が横についていて、腕を上げずにすむ

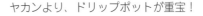

ヤカンより、ドリップポットが重宝！

22 でもコーヒーカップや茶碗を持つことはできても、肘を上げて持ち続けることができないワケです…

 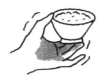

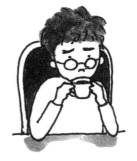

23 "高さ調整"と"支点"が常にオイラのテーマ。それだけで、疲れ具合や暮らしやすさがグッと変わります。
肘をつきながら、休み休み食べたり飲んだり…お行儀悪くて失敬！

24 物を運ぶにも、できるだけ楽に運べるように工夫します。固形物か液体か、紙か、布か、その重さや体勢によってもずいぶん違います。

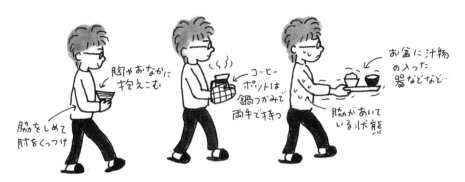

食事を台所から食卓まで運ぶにも、チョコチョコと往復して運ぶオイラ。1度にたくさんの料理は運べません！

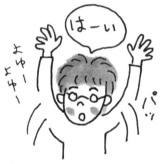

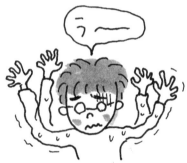

25 腕を上げられないわけではないのです。MGは、どこかの部位が完全に麻痺してしまう病気とも違うので、「腕を上げてください」などと言われれば、パッとできたりします*注。

26 しかし、その状態を保持したり、くり返し上げたり下げたりすることが困難なわけです。まあ、健康な人でも、ずーっと腕を上げているなんてことはできませんが…

＊身体障害者手帳の認定について

身体障害者手帳の取得は、指定医師による診断書・意見書が必要ですが、その障害が「永続すること」を前提とした制度なので、疾病を発病して間もない場合や、発育過程にある乳幼児期、加齢に起因する日常生活動作の不能など、認められない場合があります。
また、MGのように症状に変化があり、固定されない障害の場合、認定基準とはあてはまらないことが多く、長期・慢性的にハンディを抱え物理的・経済的な困難があっても、障害者として認められにくいといった問題があります。難病患者は制度の谷間にいる存在と言えますが、詳しくはP.78コラム「難病患者をとりまく現状」をご覧ください。

27 ぬれた洗濯物を何枚も干す、といった動作は大変なので、物干し竿の高さを…

このように低い位置に設置してもらいました。

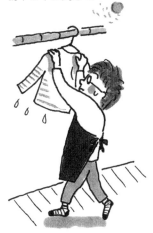
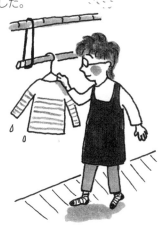

28 Tシャツやセーターなど被り物の上着は、狭い袖ぐりに腕を通さなくてはなりません。これも結構な筋力を使います。

29 脱ぐ時もこのように頭を下げて、腕も下げたまま必死に脱ぎますが…

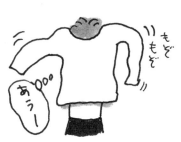
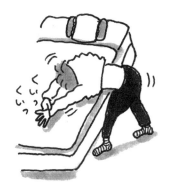

30 自分で着ておきながら、脱げなくなることもあるのです！

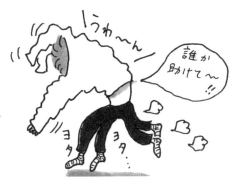

入浴編

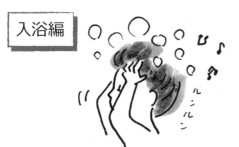

1 よくあるシャンプーのCM。オイラはこんなふうに頭を洗うことができません…！腕を上げていられないので、頭を下げて前かがみになるのですが…

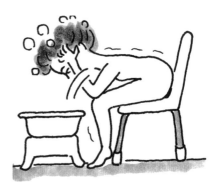

2 それもキツイので、背もたれ付きの浴用椅子を購入しました。でもこの姿勢も結構キツイんだな〜

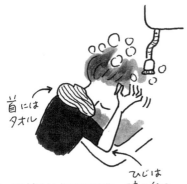

3 結局、頭だけは台所の湯沸かし器で洗ってしまうようになりました。

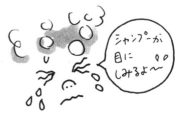

4 ちなみにオイラはギュッと目を閉じることができません…！まぶたをしっかり開けていることも筋力ならば、しっかり閉じるのも筋力なのでした。とほほ…

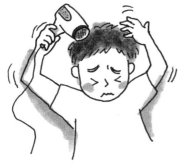

5 ドライヤーをかけるのもハードルの高い動作です。乾かすのに時間をかけられないので、ベリーショートにしてしまいました。

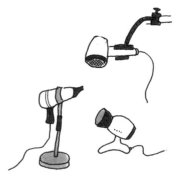

6 でも最近は、ドライヤーにもハンズフリーの便利なグッズがあるようですね〜

7️⃣ 背中をこうして洗うこともできず、腕も上のほうまで洗うのは一苦労。鎖骨から首筋にかけては腕を持ち上げるのが大変です。

8️⃣ なので、背中に湿疹ができたり、首筋回りがかゆくなったり。体を洗うのは体力を消耗します。MG患者にとって入浴は大仕事。恐怖を感じることさえあります。

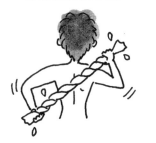
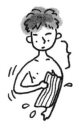
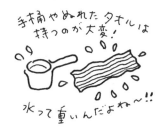

9️⃣ そこで、友人が簡易シャワーを考案してくれました！ 浴槽から洗濯機へと水を汲み上げるポンプを、風呂場のシャワー用として設置したのです!!

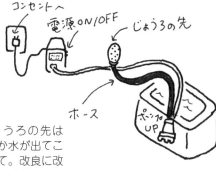

🔟 しかし、じょうろの先は真っ直ぐにしか水が出てこなかったりして。改良に改良を重ねたのですが…

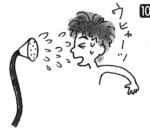
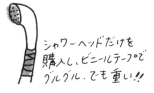

1️⃣1️⃣ そんなある日、ポンプの裏側にある使用上の注意を読んでみると…

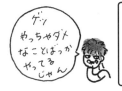

- 入浴中の浴槽やベビーバスでは絶対に使用しない
- 電源器は浴室内に持ち込んだり、ぬれた床面や水のかかる場所、湿度の高い場所で使用しない
- ぬれた手で電源器や電源プラグに触れない
- うんたらかんたら……

⚠️ 危険

1️⃣2️⃣ 見かねた大家さんが工事を頼んでシャワーを設置してくれました。大家さん、ありがとう！

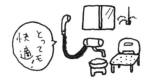

はばかり編

入浴編に続いて、なまめかしくってごめんなさい！
でも、毎日の切実な問題…トイレや身の回りのことも、
一事が万事、大仕事なのでした。

1 我が家のトイレは和式の汲み取り式でしたが、座面をすっぽりかぶせた簡易タイプの洋式（？）にしました。やっぱり、病人や障害者には洋式が助かります。駅や公民館、商業施設などの和式には、せめて、手すりをつけてほしいなあ…

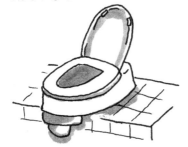

2 和式の場合、こうしてしゃがんでいるのもかなりつらいけど…

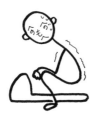

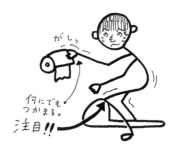

立ち上がる時が最も大変！
オイラなんか、きんかくしに
膝をついてしまうのです！

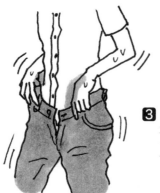

3 さらにはパンツやズボンを引き上げ、ボタンを留めなければなりません。ジーパンは重いし、ホックも固いので、オイラはすっかり履かなくなってしまいました。

身だしなみ編

1 頭を拭くのも洗髪と同じく、腕を上げるのは大変です。

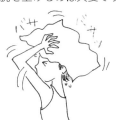

2 だから、このように頭を下ろして拭きます。

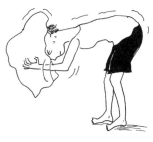

3 髪をとかす時はひざまずいちゃう。床を支点にひじを動かします。

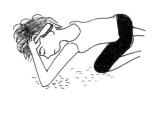

4 歯を磨く時も、もちろん机にひじをつきます。そして休み休み、少しずつ磨きます。

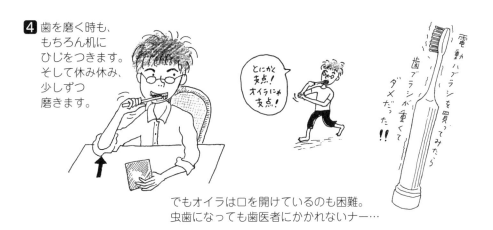

とにかく支点！オイラにゃ支点！

電動ハブラシを買ってみたら歯ブラシが重くてダメだった！！

でもオイラは口を開けているのも困難。虫歯になっても歯医者にかかれないナー…

5 爪を切るのは一大イベント！？こうした姿勢が保てないので、足の指が大変です!!

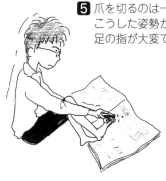

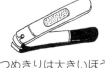

つめきりは大きいほうが良いです！そのほうが力が要らない。テコの原理、ですかネ。

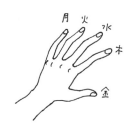

6 手の指も、右と左と1度に10本切るのは疲れちゃう。調子が悪いとできません。毎日1本ずつ切ればいいのかしら!?それもちょっとネ…

31

外出＆歩行編

"眼筋型"と"全身型"に分類されるMGの中でも、オイラは"全身型"に入りますが、下肢にはあまり目立った症状は見られません。しかし、長距離を歩くことや、速足で歩くこと、坂道を上ることは大変です。また、"歩く"という動作は、脚だけでなく腕や全身の力も使っているのだとわかりました。

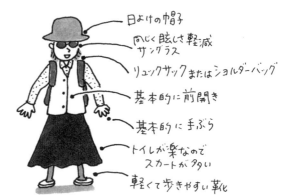
- 日よけの帽子
- 同じく眩しさ軽減サングラス
- リュックサックまたはショルダーバッグ
- 基本的に前開き
- 基本的に手ぶら
- トイレが楽なのでスカートが多い
- 軽くて歩きやすい靴

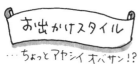
お出かけスタイル
…ちょっとアヤシイオバサン!?

1 発病以来、カバンを手に提げて歩くようなことは避け、リュックサックやショルダーバッグで外出するようになったオイラ。しかし、ショルダーバッグは片側にしか重さがかからないし、両腕を振って歩くことができないので、やはりリュックより疲れますネ。

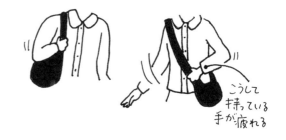
こうして振っている手が疲れる

2 でもリュックは荷物を取り出すために、毎回背負ったり降ろしたりが大変。腹筋背筋がないと、あまり荷物も入れられません。

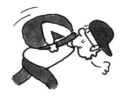

3 今欲しいのは、ウェストポーチ。両手が空くってやっぱりいい！でも腰回りにも、そんなに荷物は下げられないかな。

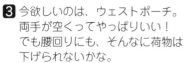

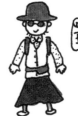
理想のスタイル
…ますますヘンなオバサン！

4️⃣ 平坦な道を歩くのは、さほど力が要りません。振り子のように手をふって、遠心力（？）も加わるのか、手足を勢いで前へ前へと出すことができます。

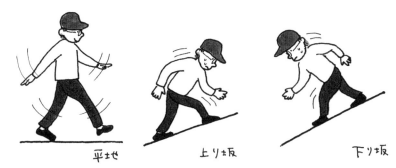
平地　　　上り坂　　　下り坂

しかし、上り坂になるととたんに苦しくなります。太ももを下から上に持ち上げ、体全体を引き上げる力が必要になるのですね。下りもしかりで、今度は転がり落ちないように体をしっかり支え、踏ん張る足腰の力も必要です。

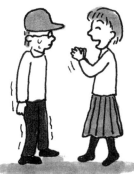

5️⃣ でも案外キツイのは、ただつっ立っていること。上体の重さを支えていられないのかな。

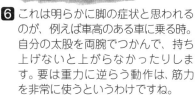

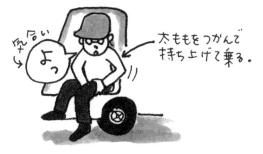

6️⃣ これは明らかに脚の症状と思われるのが、例えば車高のある車に乗る時。自分の太股を両腕でつかんで、持ち上げないと上がらなかったりします。要は重力に逆らう動作は、筋力を非常に使うというわけですね。

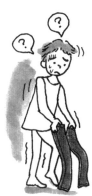

7️⃣ そういえば発病当初、靴下やズボンを履くときに片足で立っていられないことでいよいよ自分の全身がおかしい…と気づいたのでした。

8️⃣ 国土の狭い日本では、難しいかもしれませんが、もっと歩道が広くなってあちこちに座るベンチがあったらなあ。行動範囲が狭くなりがちなオイラの願いでした。

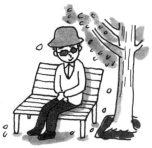

考察・重力とMG

外出・歩行編で「ただつっ立っているのはキツイ」と記しましたが、では座っているほうが楽か？ というと、そうとも限りません。座り姿勢は重心が分散されるからでしょうか。MGはとにかく、「重力」に逆らえない病気なんですね。
民芸品の「達磨の積み木」で例えてみます。

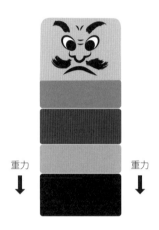

足元に向かって重力がかかり重心も1点に集中する。頭だけは前に突き出ているので首がうな垂れてしまうけど…

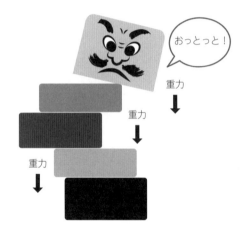

座り姿勢は、重心が分散されてしまい、頭や背中の重さを支えることが大変！

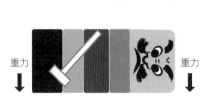

ちなみに寝ている姿勢はこんな感じ。腕の重さが気になる。

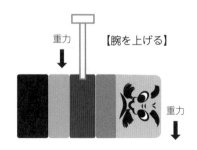

寝た状態から腕を上げるのは、至難の業。重力に最も逆らう状態です。

買い物&交通編

1 荷物を持つことはできても、それを長いことぶら下げて歩くというようなことができないので、家事の中でもクセモノなのは買い物です。

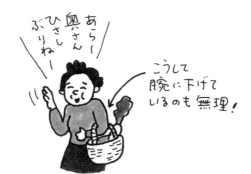

2 米や野菜は農業を営む友人に宅配してもらい、調味料や生活雑貨も生協の宅配が頼みの綱。
さらに、友人に車で連れ出してもらうこともあります（2003年当時）。しかし友人を頼ってばかりもいられないので、1人で出かける日もあり、そんな時は"気合"が必要です。

3 たいしてたくさん買わないのに、スーパーではカート使用者。レジでかごを持ち上げる時が緊張します。レジの人に「力が入らない病気なので載せてください」とお願いすればいいだけのことなのですが、これだけのことが言えなかったりして…

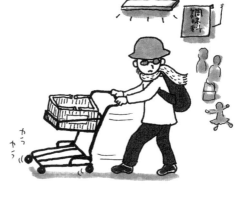

4 そしてカバンに詰める時がまた"気合"の要る時。やはり、1人の時は大物は買えないのでした。

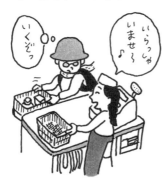
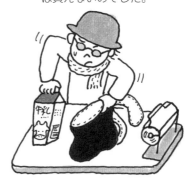

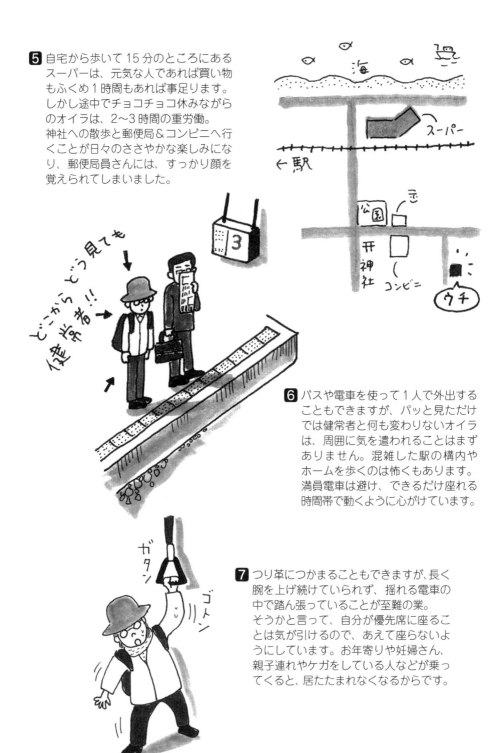

5 自宅から歩いて15分のところにあるスーパーは、元気な人であれば買い物もふくめ1時間もあれば事足ります。しかし途中でチョコチョコ休みながらのオイラは、2～3時間の重労働。神社への散歩と郵便局＆コンビニへ行くことが日々のささやかな楽しみになり、郵便局員さんには、すっかり顔を覚えられてしまいました。

6 バスや電車を使って1人で外出することもできますが、パッと見ただけでは健常者と何も変わりないオイラは、周囲に気を遣われることはまずありません。混雑した駅の構内やホームを歩くのは怖くもあります。満員電車は避け、できるだけ座れる時間帯で動くように心がけています。

7 つり革につかまることもできますが、長く腕を上げ続けていられず、揺れる電車の中で踏ん張っていることが至難の業。そうかと言って、自分が優先席に座ることは気が引けるので、あえて座らないようにしています。お年寄りや妊婦さん、親子連れやケガをしている人などが乗ってくると、居たたまれなくなるからです。

8 座れない時はそそくさと、出入り口付近に寄りかかるのですが、乗り降りが激しい時などにへばりついているのも迷惑ですよね〜

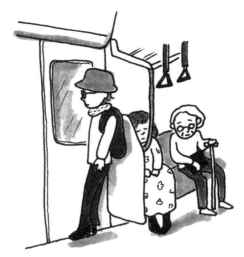

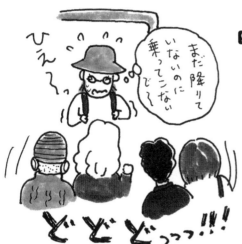

9 そう、最も怖いのは乗り降りの時。階段の上り下りも、周囲の人波にはついていけません。
都会では、エスカレータを片側空けるのが通例になっていますが、体の片側に麻痺があり、右側または左側しか手すりにつかまれないという方もいると思います。
もう少しみんなが周りを見渡して、余裕が持てる社会にならないかなあ。

10 見た目で分からない病気や障害がある人は、口でいちいち説明するのは大変だし、それには勇気が要るので、例えばピンクリボンみたいにカラーイメージを作って浸透させるとかできないかしら？ 黄色いリボンでもつけて歩くってのは…どうでしょう？

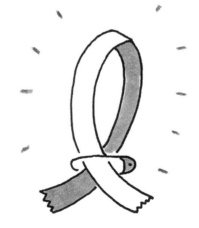

「ヘルプマーク」をご存じ？
－外見からはわからない病気や障害などがあることを示す－

　2017年7月、経済産業省が全国共通のJIS（案内用図記号）に「ヘルプマーク」を追加したというニュースを聞きました。オオオッ！　と思わず声をあげた私。東京都が作成したマークで、数年前から、都営地下鉄などで「ヘルプマークを知っていますか？」と呼びかけるポスターを見かけるようになっていました。

　「ヘルプマーク」とは、援助や配慮を必要としていることが外見からはわからない人々が、周囲の方にマークを身につけて知らせることで、援助や配慮を得やすくなるよう、作成されたものです。2012年10月から優先席へのステッカー表示などが開始され、人工関節や義足を使用している人や、内部障害や難病の患者、精神障害、知的障害、妊娠初期の人など、さまざまな人が使うことができます。

　外見ではわからない障害や病気などを持つ人が、例えば、疲れやすいので優先席に座っていたら「若いのに」と白い目で見られてしまったり、周囲の理解を得られずに苦しい思いをするというのは、共通の悩みです。また、体調が急変した時や、災害時などに適切な対応を受けられるかどうか、不安に思っていたりします。

　今回のJIS採用は、2020年の東京オリンピック・パラリンピックに向けた改正により追加されたということですが、海外の人、子どもやお年寄り、妊婦さん、病気や障害がある人……、皆が安心して出かけられるように街が整備され、参加しやすい場が増えるならば、喜ばしいことです。全国共通の標準化されたマークとなれば認知度も上がり、啓発・活用が広がっていくことが期待できます。実際にさまざまな都道府県や市町村での配布が開始されており、2018年7月現在では私が暮らす千葉県でも、受け取ることのできる自治体が増えてきました。

　本来であれば、こうしたマークや優先席などがなくとも、お互いに「譲ってください」「譲りましょうか」と声を出せる社会になることが一番良いのだろうと思います。しかし、こうした"見た目でわからないけれど援助を必要としている人"の存在を知らせるマークの登場によって、心強い応援団を得たような気持ちになりました。

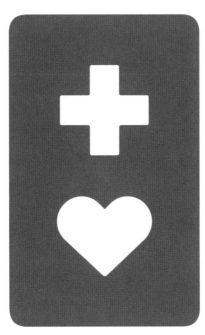

ヘルプマーク

こんなマークもあります

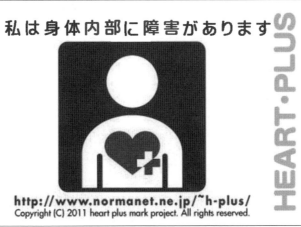

ハートプラスマーク（NPO ハート・プラスの会）

料理＆台所編

「そんなにヨレヨレで一人暮らしで、食事はどうしているの〜？」と、よく聞かれますが、朝はヨーグルトやバナナですませてしまうので、昼か夜に1日1回料理をする程度です。
しかしそれには、使う道具からさまざまな工夫が必要です。

1 オイラ愛用の包丁は、その名も『快カット』。
障害者・高齢者用に開発されたデザインで、とっても軽いのダ！

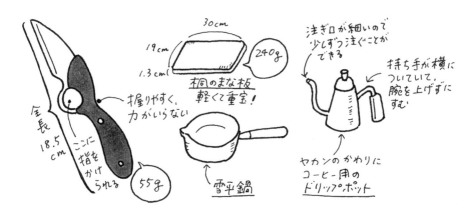

2 その他の調理器具も、片手鍋、両手鍋、フライパン…とすべて小さめで軽い物にしました。今まで愛用していた土鍋や文化鍋、ホーロー、中華鍋はすっかりお蔵入り。もちろん、食べる時に使う茶碗やお皿もすっかり軽量化。

3 料理といえば食材を選ぶところから始まりますが、冷蔵庫の物をとる時もこうして高い所からしゃがみこんだり、低い所から立ち上がるのが大変…

なので、ちょうど良い高さに上げてもらったのでした。

4 野菜の泥を落とすのも一苦労。
「こする」という動作はまさに反復運動ですから…

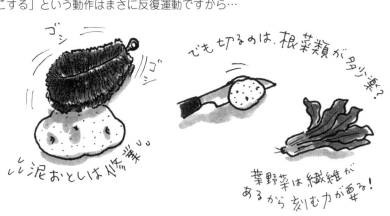

5 鍋やヤカンに水をはる時も、
このように鍋を浮かせたまま
持っているのはつらいので…

6 腕の高さもあまり
上げなくていいように、
足元にすのこを敷きました。

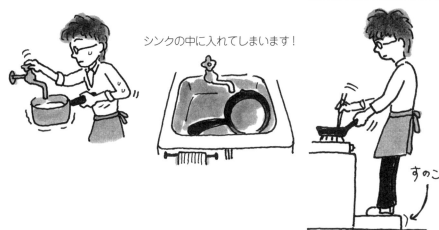

7 器に盛る時もこのように
…お皿をシンクの中に
入れないまでも、
フライパンや鍋の端を
どこかにのっけて盛ります。

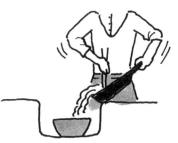

8 重い食器は、洗う時もつらい。
わが家の食器は「ままごとセットみたい」
と言われるほど軽い物を揃えています。

当然、食器を拭いて、しまう時も…
高い所へ片付けるのは大変です。
たくさんの食器が重なっている
所から選んだり、戻すのもムリ。
自宅の食器棚は日常的に使う物を
低い位置の手前に置いています。

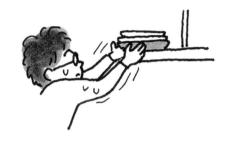

9 "食べる"といった行為には
食材を選ぶことに始まり、
洗う→切る（刻む）→調理する
→器に盛る→運ぶ、そして
食器を洗う→拭く→片付ける
といったさまざまな動作があり、
まさに大仕事なワケですネ。

10 そのほか、調理場には
"苦手動作"がたくさん…！

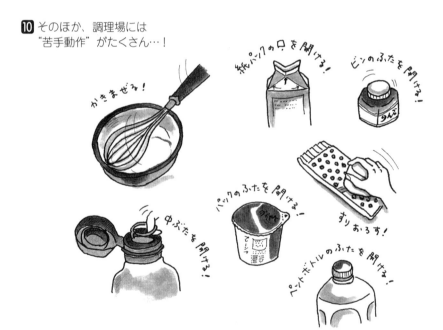

> 字を書く
> 絵を描く

「字は書ける？」……発病後、よく聞かれたことの1つです。
腕の力や握力も弱くなりましたが、手指を使うことはできたので、
こうして漫画のようなものを描き続けることができました。
しかしペンや筆を持つことも、なかなか筋力のいる動作でした。

1 鉛筆やペンを握りこむのは、指の力が要ります。

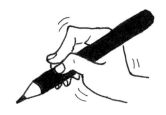

2 そこで友人が福祉番組で紹介されたグッズを真似て補助具を作ってくれました。…しかしこれは練習が必要でした。

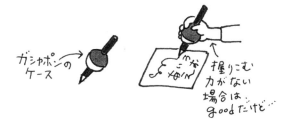

3 パソコンも導入しましたが、手の指を広げ続けているのも力が必要。そのうち1本指打法になっちゃう。

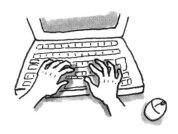

4 人間、最も力を抜いた状態では、指先は丸く閉じます。寝ているときに指をピンと伸ばしている人はいないでしょう。グーッと握りこむのも力が要るけど、パーッと広げるのも力が要るのですね。

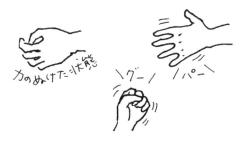

5 消しゴムを握って力をかけながら動作を繰り返す"消しゴムかけ"は最も苦手な動作とわかりました。

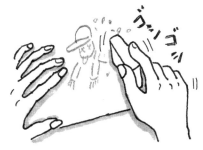

描きやすさ比較

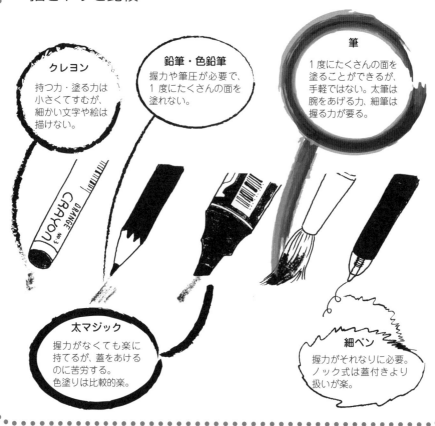

クレヨン
持つ力・塗る力は小さくてすむが、細かい文字や絵は描けない。

鉛筆・色鉛筆
握力や筆圧が必要で、1度にたくさんの面を塗れない。

筆
1度にたくさんの面を塗ることができるが、手軽ではない。太筆は腕をあげる力、細筆は握る力が要る。

太マジック
握力がなくても楽に持てるが、蓋をあけるのに苦労する。色塗りは比較的楽。

細ペン
握力がそれなりに必要。ノック式は蓋付きより扱いが楽。

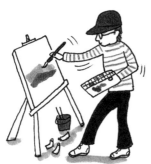

⑥ 元気な頃は写生といえばイーゼルに画板をたてて、大きなサイズを描いていました。結構な全身運動!

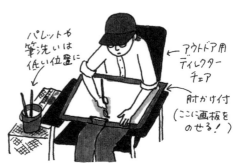

⑦ 今はもっぱらこのスタイルになりました。そのようにして、できた絵や文を入稿できた時はホッとします。
現代はいろいろなことがデジタル化されて便利なツールも増えましたね。

宴会は苦手？

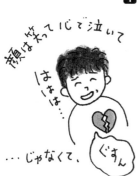

1「顔は笑って心で泣いて」とよく言いますが…表情がうまく作れないのがMG。皆と一緒に大笑いしたいのに…

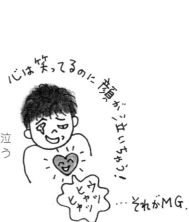

2 顔がひきつって泣き顔になっちゃうのが悲しい！

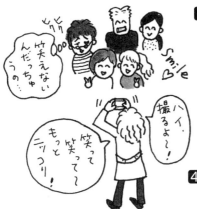

3 なのに世の中は、「笑え」というメッセージであふれているのです。「免疫力を高めて病気に負けない体を作る」とか、「笑いが免疫力を高める」などなど。免疫が暴走している病気で笑えない身としては、「笑え」「免疫力UP」という環境を何とも居心地悪く感じてしまうこともあります。

4 ライブなどに出かけることもなくなりましたが、行ってみたところで、気持ちはノリノリでもついていけないのでした。まず手拍子が続けられないのです。スタンディングしなくていい静かな演奏会のほうが、今は気楽かもなあ。

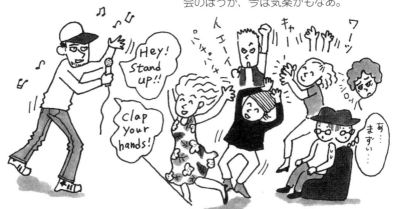

5 気配りは苦手だけれど、お酒の席では一杯注いで回ることくらいできたオイラ…

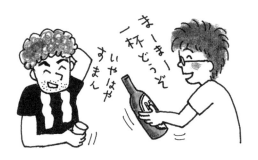
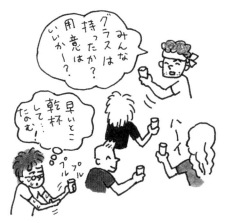

今ではグラスを掲げることもできない情けなさ。自分の腕が重いんだな。

6 こんな調子ですから、コンサートや映画、旅行はもちろん、外食をしたり、打ち上げに参加したり、人が集まる場所に出ていくというような日常的な人づきあいも、気力や事前準備の要るハードルの高いものになりました。

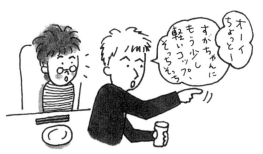

7 しかし、オイラの状態を周囲が把握し始め、理解してもらえた中にいる時は…

8 みんなが細やかに気づかってくれることもありました。おかげで"ひきこもり"にはならないでいられたわけです。

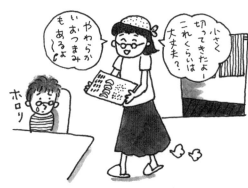

趣味や娯楽で「とほほ」編

「あまり体力を使わずにできる新しいことに挑戦すれば？」…そんな言葉もかけられて、せっかく時間ができたのだから、今までできなかったことや、やってみたかったことをやるチャンス？　と思いました。しかし、「そうは問屋が卸さない」？？？

1 例えば、食事に出かけたとして…今まではテーブル席で向き合うよりも、カウンター席で並ぶことや、畳のお座敷が好きでしたが、背もたれがない椅子のお店は避けるようになってしまい、外食も一苦労。

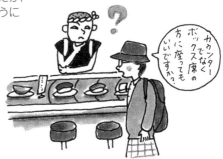

2 本屋で立ち読みしようものなら、本以前に自分の腕が重くて本を持っていられないし…

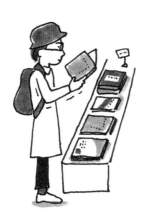

3 筆を持つ、墨をするなんて動作も NG。
針を持ったり手首を動かす手芸も脱力がひどくなるのでした。

4 しゃべるのが大変なら、手話は…？

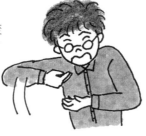

こりゃ身振り手振りが激しいし、顔の表情もかなり使います。英会話も、頬や舌や喉を非常に使う、筋力勝負の言語とわかりました！

5 ゆっくり動くヨガは…？　いやはや、こんな姿勢やあんな姿勢…じっくり動くってかえって筋力がいるのね！

6 水泳なら重力関係ないんじゃない？…と思いきや、水の中で動くのは水圧に抵抗する全身運動。

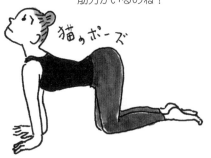

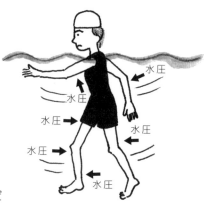

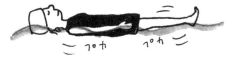

プカプカ浮いているだけならまだよいのですが、海やプールに入るとドッと疲れてしまうのでした。

調子が悪い時は、浴槽から上がることもできなくなります。入浴は体力を使うので要注意！

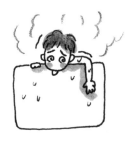

7 しかしMG仲間で、バイオリンを続けているという人もいます。指の力はいるし、肘を高く上げ続ける動作なのに、すごいなあ。

かくいうオイラも、かつて沖縄で覚えた三線にチャレンジしてみました。声も出なくなって悲しいけど、1曲くらいなら最後までできるかな？

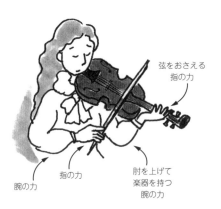

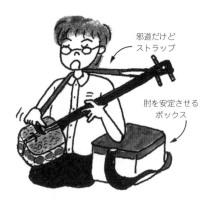

8 新たな挑戦は「とほほ」でしたが、オイラは発病の10年ほど前から民族楽器のタイコを習っていて、仲間と演奏したり踊ったりしていました。

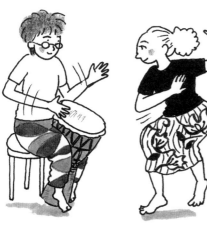

9 この太鼓の演奏法は素手を使い、両腕のふり上げ・ふり下げ動作の繰り返し。ダンスにしても、MGには厳しい動作です。

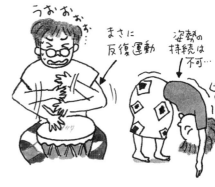

10 しかし、友人が対策を考えてくれて少しづつ参加しました。ベース役のタイコはスティックを使い、こちらも腕の上げ下げをくり返しますが…

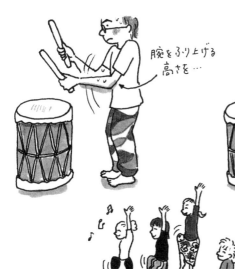

11 踏み台を用意し腕が自然に下りるよう、楽な状態に設定してくれたり。

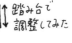

12 教室へ通うこと自体が大変になり、現在はやらなくなってしまいましたが、「自分のやる気」「仲間の理解や助け」そして「工夫」次第で、続けられることもあるのだとわかりました。

季節変化と MG

健康な人でも季節の変わり目や、暑さ・寒さの厳しい時などは体調を崩しやすいと思います。
MG も、暖かくなり始めの春先に不安定になったり、暑い夏の時期は力が入りにくいなどと一般的にはいわれます。
また、免疫の病気なので、風邪やインフルエンザが流行する冬も厳重注意といわれています。

1 暑い時は健康な人でも神経と筋肉の接続が弱くなると聞いたことがあります。夏は誰だってダラ〜っとしますよね〜。

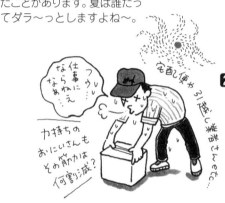

2 MG はただでさえ、神経からの信号をキャッチできない状態なので、暑いと筋肉を収縮させることがさらに大変になるのかもしれません。

3 一方冬は、寒さで体がちぢこまり、おのずと体に力が入るような…
ただ、冬はたくさん着込むので、着脱だけでも疲れるし、室内では手荷物が増えたりしてツライ！

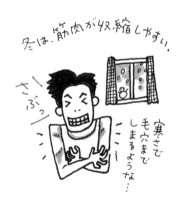

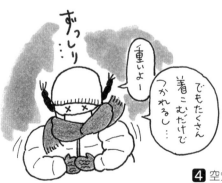

4 空気が乾燥する冬は、風邪やインフルエンザなどの感染症も流行シーズン。自己免疫疾患の MG は免疫を抑制する治療をしていますから、感染症にかかると重症化したり、MG の悪化にもつながるおそれがあります。

5 かくいうオイラも、発病1年目の冬は風邪をひいてエライ目に遭いました。MGの症状もひどくなり、ひと月近く1歩も外に出られませんでした。

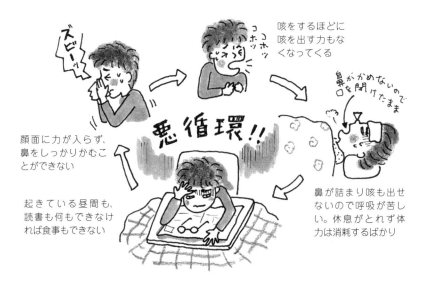

6 ところが風邪の後、ウソのように体が軽くなる現象も起こりました。免疫が何か正常なほうに働いたのかしら？ しかし、この時の風邪でクリーゼ（呼吸困難）になっていても不思議ではなかったと思います。

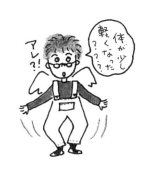

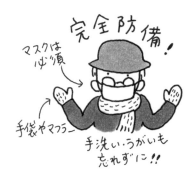

7 感染症にかかることは禁忌です。予防接種については、必要か否か、効果があるのかどうかなど、本人の状態や主治医の先生によっても見解が違うので、よく相談するのがよいと思います。

風圧と気圧

MGの直接的な症状ではありませんが、風圧・気圧に弱くなるといったことも、病気の副反応かもしれません。筋肉をうまく収縮できないと、二次的・三次的な障害が起こってくるのでした。

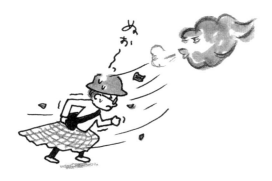

1 風の強い日に外出するとドッと疲れますが、風に抵抗するのも筋力がいるのですね。
耳がおかしくなることもありました。ボワーンと耳の穴がふさがる感じになるのです。

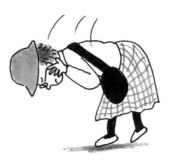

2 そんな時は深々と頭を下げて、逆さまになると手っ取り早く治るとわかりましたが…

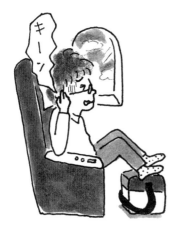

3 発病後初めて新幹線や飛行機に乗った時は、足の浮腫みや耳鳴りがひどくなり、移動中ずっと、耳の痛みに耐えることになりました。これは元気な時にはなかったことです。

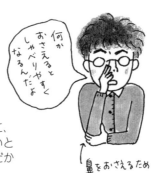

4 ちなみに構音障害を緩和するために、片方の鼻の孔をおさえてみるとよいと気づきました。鼻腔をふさぐと何だか喉の弁が開くような？
いつもやっていたら、物まねのネタにされてしまいました…とほほ。

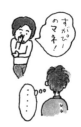

5️⃣ 発病から2年目の夏は猛暑。筋力がないと代謝も落ちるのか、象のように足が浮腫み、台所の硬い床の上に立てなくなったこともありました。

脚を下ろしたままの姿勢で、長時間机に向かう

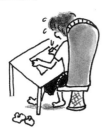

足場の悪い、刈り取り後の田んぼのぬかるみを歩く

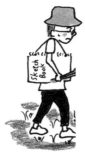

気づいたら…象？…丸太？とんでもない大根脚に！

猛暑に冷房、長距離移動、食事の変化…？

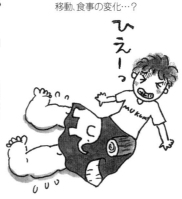

6️⃣ ところで、病気があるとアルコールは飲めない（飲んではいけない）のではないかと思われがちです。
しかし、MGは内臓が悪いわけではないので食事制限はありません。

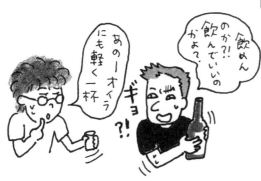

7️⃣ 噛み砕いたり飲み込んだりする力は弱いので、食べたくても食べられないものはたくさんありますが…
もちろん、ステロイドの服用や長年飲み続けた薬の影響で内臓が弱ることは考えられます。いずれにしても無理はいけませんね。

8️⃣ 暑さ同様、アルコールは神経を緩ませ、筋肉の収縮がしづらくなる気がします。健常な人よりも、ヨレヨレ具合が加速・増長するので、飲み過ぎは禁物！

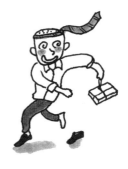

そもそもなんで MG になるの？

原因不明といわれる MG ですが、発症のメカニズムについて、わかる範囲で説明してみます。

1 人間の体は、脳から送られた信号が脊髄にある中枢神経をつたって末梢神経まで届き、神経の末端部から筋肉に信号が届くことで、動かすことができるといいます。
脳からの信号、つまり神経からの刺激が筋肉まで届かないと、体は動かせなくなるわけです。

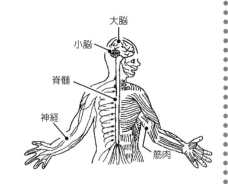

2 MG は神経の末端部、神経と筋肉の接合部にある"受容体"という部分が阻害されることで発症します。"神経筋疾患"に分類されますが、さらに元をたどると免疫に由来する病気であることがわかっています。

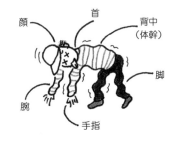

3 これは神経末端部の模式図です。神経末端からは"アセチルコリン"という物質が送られています。その刺激を受容体という膜がキャッチして筋肉は収縮します。

4 ところがなぜか、その受容体をブロックしてしまう"抗体"ができてしまい、信号が筋肉まで届かなくなる…それが MG です。

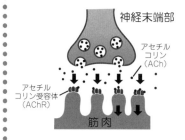
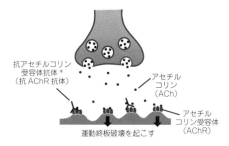

＊抗アセチルコリン受容体抗体（抗 AChR 抗体）が陰性で、抗 MuSK 抗体等の別の抗体が見つかっている MG 患者もいる。さらに、いずれの抗体も見つからないのに、MG と同じ症状を引き起こしている患者もいて、研究が進められている。

5 人間の体は、細菌やウイルスなどに対して「自分とは異質なもの」と判断し、異物の侵入に備えようとします。これを"免疫反応"といいますね。

しかし何をどう間違えたのか、自分の体の一部である"受容体"に対して抗体を作ってしまった。…つまり、免疫反応が暴走して、誤作動を起こしてしまったわけです。

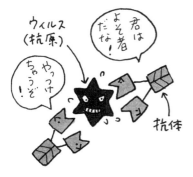

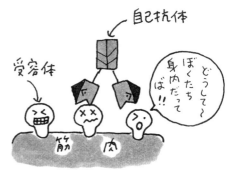

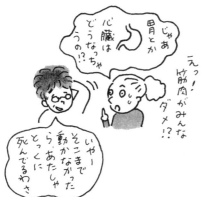

6 このような病気を、"自己免疫疾患"といいます。
伝達が阻害されるのは、脳から神経に送られた信号をキャッチして動く"随意筋"。"不随意筋"で動いている臓器は侵されません。

7 信号伝達が完全に切断されているわけではないので、しばらく休むとある程度回復するのが特徴です。
電気でいうと、接触不良とでもいいますか…接続のおかしな電化製品って感じ?

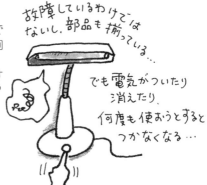

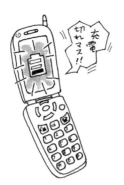

8 …もともと電池容量が少ないのに、すぐに充電が切れちゃう携帯電話、というとイメージしやすいでしょうか。ですから1日の中でも症状に変化があり、一般的にはたくさん休んだあとの朝が調子が良かったりします。
日や時期、または薬の服用や状況など、個人によっても、その状態はさまざまです。

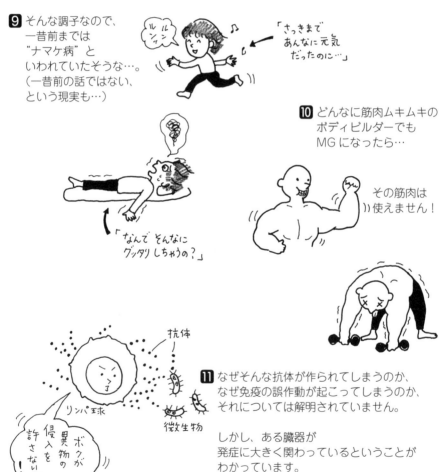

9 そんな調子なので、一昔前までは"ナマケ病"といわれていたそうな…。
（一昔前の話ではない、という現実も…）

10 どんなに筋肉ムキムキのボディビルダーでもMGになったら…
その筋肉は使えません！

11 なぜそんな抗体が作られてしまうのか、なぜ免疫の誤作動が起こってしまうのか、それについては解明されていません。

しかし、ある臓器が発症に大きく関わっているということがわかっています。

それは―

⓬「胸腺」。胸骨のむこうにある臓器で、免疫を司っていると聞きました。

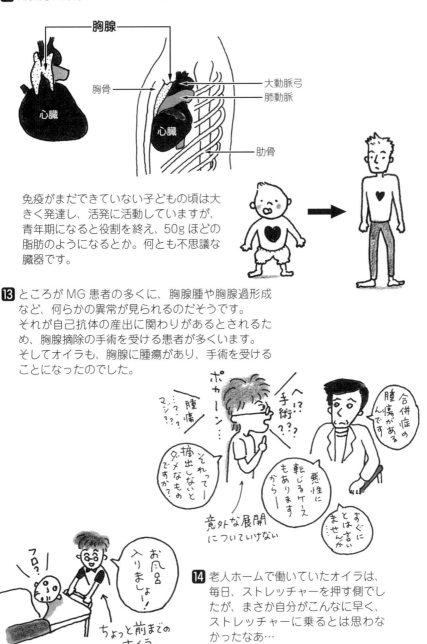

免疫がまだできていない子どもの頃は大きく発達し、活発に活動していますが、青年期になると役割を終え、50gほどの脂肪のようになるとか。何とも不思議な臓器です。

⓭ ところがMG患者の多くに、胸腺腫や胸腺過形成など、何らかの異常が見られるのだそうです。
それが自己抗体の産出に関わりがあるとされるため、胸腺摘除の手術を受ける患者が多くいます。
そしてオイラも、胸腺に腫瘍があり、手術を受けることになったのでした。

⓮ 老人ホームで働いていたオイラは、毎日、ストレッチャーを押す側でしたが、まさか自分がこんなに早く、ストレッチャーに乗るとは思わなかったなあ…

胸腺腫の摘除手術について

手術には、大きく分けて2つの方法があります。

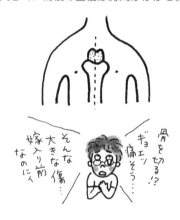

拡大胸腺摘除術

開胸し、胸骨を2/3から3/4ほど切って、その下にある胸腺をまわりの脂肪といっしょに摘除する方法。手術時間は（内視鏡より）短いが、傷口が大きく、術後の回復は時間がかかる。

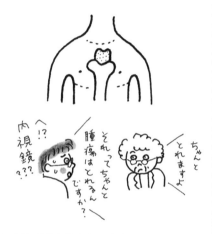

内視鏡下胸腺摘除術

胸骨を切らずに内視鏡（胸腔鏡）を用いて摘除する。
傷口は小さくて済むが、手術時間は倍以上かかる。

1. オイラの場合、最初に内科医の説明を受けた時は「開胸術を行う」と聞きましたが、外科に移ると「内視鏡術を行う」と、医師の説明が変わり、結局、内視鏡術を受けることになりました。施術法の違いによって効果はどうなのか、内視鏡でも確実なのかを、もちろん先生に確認しましたが、どちらの手術も一長一短があり、この選択が正しかったのかどうかは、いまだ謎*注です。

    ＊実は、この数年後、私はさらに2回の手術を受けることになります。それについては後の頁で。

2. 手術当日は、手術服への着替えを看護学生さんがお手伝いしてくれました。緊張している学生さんの初々しさが可愛くて、こちらの緊張がかえってほぐれたことを記憶しています。
    近年では、患者が心の準備をしながら手術に臨めるよう、歩ける患者は手術室まで歩くことも増えたようです。

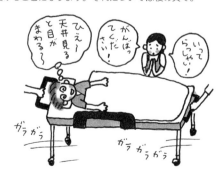

3 手術室に到着すると、何人もの医師や看護師が万全の体制で臨んでいることがわかりました。

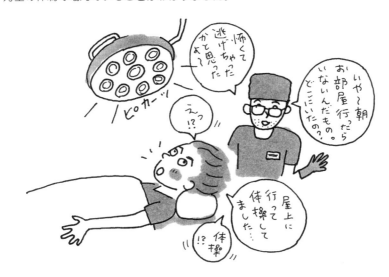

そしていつの間にか麻酔が効いて、"まな板の鯉"になっていたのでした。

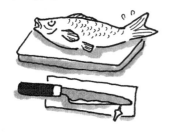

バチっという痛みとともに目が覚めたICUのオイラ。

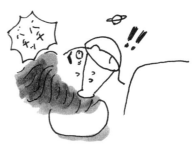

手術による効果について

個人差がかなりあるようですが、一般的な腫瘍のように、悪い部分を切ったからといって、すぐに症状が消えるわけではありません。胸腺を摘除しても、自己抗体が生まれないわけではないためです。中には、手術によってパッと症状が出なくなった人もいると聞きますが、手術によって体に侵襲が加わるため、術後、一時的に症状が悪化する場合もあります。
しかし、いずれにしても胸腺摘除術や内科治療の発展によって、重症筋無力症の予後が大きく改善されてきたことはたしかと言えるでしょう。

父の闘病と始まった私のとほほ病

　私が発病し手術をした2003年6月、実家では父も、年明けに見つかったがんのために闘病中でした。タバコは大嫌いで、一切吸わなかった父が肺がん。私の発病は、父が苦しい抗がん剤治療を経て退院した直後のことでした。"構音障害"の項に登場する般若心経は、自らも呼吸が苦しい中、「書いているほうが楽になるんだ」と父が写してくれた経です。
　そんな状況の父と母に自分の発病を打ち明けるのは心苦しく、いつの間にか治るものなら内緒にできないかと考えました。しかし、どうやらそういう病気ではないらしい……。さらに手術をするような貯蓄もなく、親にお金を借りなくては入院もできない身の上。結局は経済的な負担のみならず、精神的な悲しみ・苦しみも与えることになりました。入院当初は大部屋のベッドの上で、発病のショックというよりも、自分の不甲斐なさが腹立たしいやら、情けないやらで泣いていたのを思い出します。
　この状況を人様に話せば決まって「お母さんは大変ねぇ」と言われたし、「親不孝」「罰当たり」などと直接言われたこともあります。その通りなのですが、それは本人が一番こたえているので口にしないで、というのが正直な気持ちでした。
　しかしそんな中で父は、"瞼が下がってヘンな顔になっている"という私に「オレとお前は顔だけが取り柄なのにダメじゃないか」と言ってのけ、ベランダの草花や目に付くものを葉書に描いては、ユーモラスな言葉を添えて送ってよこしました。久しぶりに顔を合わせた時は、「お前、前よりいい顔になったな。人の情けが身に沁みているからだな……。これからお前の本来の良さが出てくる、前よりずっといいよ」と言って、私の心を軽くしてくれました。
　そんな父は、その年の9月にあっけなく逝ってしまいましたが……。

　私の発病当初はそんな背景があったので、ずいぶん多くの友達にたくさん助けてもらいました。入退院の日には母もかけつけてくれましたが、病院では同室のご婦人たちが可愛がってくれました。私の手術日には父も治療の予定があったため、私は母の付き添いや父の治療の予定変更は絶対にしないでほしいと懇願しましたが、家族の代わりに友人たちが付き添ってくれました。
　退院後、無理に実家に帰ろうと思えば帰れたのかもしれませんが、両親に頼るわけにはいかなかったので、そのまま一人暮らしを続行しました。掃除や洗濯はなん

とか自分でこなしましたが、毎週のように友人が訪ねてきては、買い物や食事の下ごしらえを手伝ってくれたり、家の改造などをしてくれました。昼間から家にいる私の相手をしてくれたのは小さな子どもたちでしたし、「気分転換に」と外に連れ出してくれる人もいました。病院や外出が必要な時には車で送り迎えをしてくれたり、マラソンの練習コースに我が家を選んで走ってくれる人もいました。

　これは、たまたま私が住んでいた場所が地方の集落で、行ったり来たりできる範囲に友人が住んでおり、いわゆる"勤め人"よりも、自営業や昼間の時間がやりくりできる友人が多かったため、実現したことだとは思います。実家のほうが東京の通勤圏内にある新興住宅地で、学生時代の友人はほとんど近くにはおらず、地域のつながりも地方ほどではありません。実家にいたらむしろ、家族だけで何でもやらなければならなかったと思います。しかしもちろん、友人たちが「気」にかけてくれなければできなかったことだと思います。第1章は、そんな生活の中で描いたものでした。

　病気になったと聞いて、旧友が久しぶりに連絡をくれることもあれば、遠くから訪ねてくれる人もあり、学生時代の友人ともつきあいが復活したり、長いつきあいになる友人とのご縁を再認識もしました。

　それから私は発病以前より、別の難病や障害を持っている友人がいました。それまでの自分は、彼ら彼女らの苦労が何も見えていなかったのだとわかり、一緒にいる時に無理をさせたりもしていただろうと悔やみました。しかし友人たちはずっと達観していて、私を冷静かつ温かく支えてくれました。同病の人たちとも出会い、ずいぶん助けてもらいましたが、病気の先輩や仲間の存在がどれだけ心強かったか…。さらに、自分とは違う病気や障害を持った人と知り合う機会も増えました。

　そんなふうに、病気になったことで新たに出会った人や、深まった関係もあります。こうしたバックアップがなければ、私の生活は成り立たず、心身ともにもっとすさんだものになっていたでしょう。

　あまり状態が良くない時などは、お見舞いを受けたり電話の応対すらしんどくもあり、日常的に友人の世話になっていることで負い目を感じて卑屈になったり、わがままが過ぎてギクシャクしてしまったこともあります。気持ちが以前のようには通じ合わなくなってしまったり、自ら疎遠にしたり壊してしまった関係もあります。健康な友人たちが皆、仕事や子育てに打ち込み、好きなことを楽しんでいる中で、自分だけが取り残されたような孤独感や疎外感にさいなまれ、先の見えないト

ンネルの中にいるようで途方に暮れたことも。でもそうした悲しい・さびしいこともありましたが、私は私と今まで関わってくれた多くの人たちに感謝しています。

　父と私の発病を機に、母だけでなく、姉家族の世話になることや、親類縁者と連絡を取り合うことも以前より増えました。家族の良さも今まで以上に感じるようになりました。しかし、家族だけではとても、やっていけませんでした。

　特別信仰に篤いわけでもなく、病気になったからといって、どこかに入信する気にもならない私ですが、読経は何となく続き、日課のようになりました。未だ頭の中に意味も入っていませんが、毎日経を読むことで、自分の状態をはかるバロメーターになっており、それだけでも意味があるかな、と思っています。また気持ちや状態はどうあれ、１日１回でも「手を合わせる」という行為が大事、と思うようにしています。……と、これは言い訳かな？

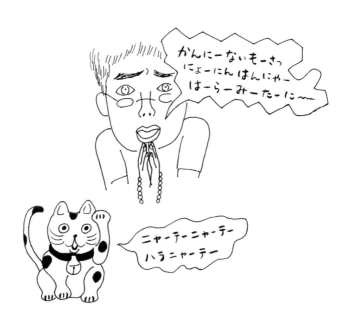

第2章 発病

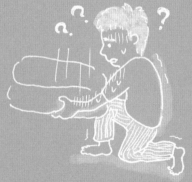

異変から診断まで

MGになってよく聞かれることの1つが、「それっていきなりかかるの?」「最初はどんなだったの?」「どうしてMGだってわかったの?」…など、発病時のこと。
"目に始まる"などといわれるMGですが、オイラが最初に目の異変に気づいてから全身に症状が現れるまでは2週間。アレヨアレヨと入院・診断にこぎつけました。
しかしこれは、人によって本当にさまざまで、一筋縄ではいかない"診断難民""治療難民"もいるのでした。

発病前のオイラ

20代のおわりまで、オイラは特に大きな病気やケガもなく、アレルギーもなく過ごしてきました。
股関節脱臼で生まれてきたので、よく考えると先天的に障害者だったのですが…その後は難なく育ち、自分の健康や体力には自信を持っていました。

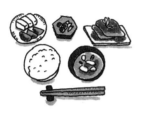

1 食べ物の好き嫌いもこれといってなく、食物アレルギーもなく…何でもよく食べよく肥えていたオイラ。

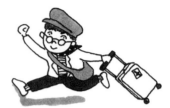

2 お金もないのに、暇と小金を工面しては旅へ出たり…。じっと室内で絵を描いているのが好きな一方、思い立ったら動いてしまう、行動的な面もありました。

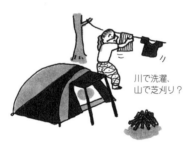

川で洗濯、山で芝刈り？

3 そうはいってもそんなに優雅な旅ではなく、テントに寝袋で寝泊りしながら移動する、サバイバルな旅を数か月続けたことも。

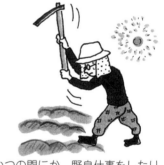

4 いつの間にか、野良仕事をしたり、苦手だと思っていた肉体労働を好むようになっていました。

5 ベビーシッターをしながら楽器を習っていたので、子どもとベビーカーと楽器を同時に背負い、都会の人混みの中、地下鉄の階段を上ったこともありました。

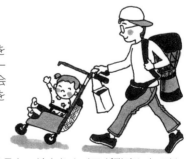

今思えば夢のような日々。そんなオイラが発病したのは――

異変

1. 忘れもしない、2003年初夏、大型連休の頃でした。休日のある日、出先で筍の皮をむいていた時のこと…

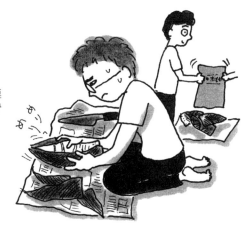

2. 「目の焦点が合ってないよ」という友人の言葉で、初めて自分の症状を自覚したのです。当時、オイラはパート職員の立場で、老人ホームに勤務していました。パートといえども、仕事内容も勤務時間も、結局はフルタイムの人と同じ。長時間の夜勤もありました。何となく、「体が重くて疲れが抜けないなー」とは思っていましたが…

3. それからの毎日は、次々と症状が出現しました。最初は目の症状。夕方になるにつれ目を開けているのがつらくなり、まばたきが激しくなるのです。

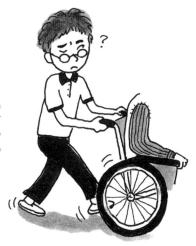

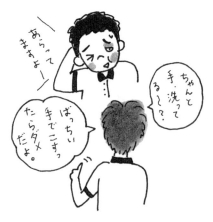

4 しかし、同じ時期に職場でものもらい（はやり目）が流行していたため、最初は自分まで、ものもらいにかかったものと思い込み…

5 職場の看護師さんに目薬までさしてもらっていました。
充血もしていないし痒くもないので「ものもらいにしては変だな」と思いつつ、眼科に行かなくてはと思っていると…

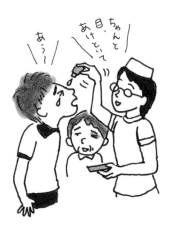

6 異変は体全体に出現し始めました。例年やっていた田植えの手伝いに行くと、前傾姿勢が保てないのです。
そのまま泥の中に突っ伏してしまいそうなほど、背中が鉛のように重く、頭を起こすことも、息苦しくてできないほどでした。

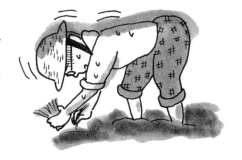

1年ぶりの田植えとはいえ、あまりに仕事がはかどらない自分にイライラ…

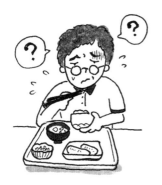

7 その後は明らかに口がおかしいことに気づきました。
ある夜勤。普段なら、遅番の人が仕事をあがる前に10分ほどでかきこむように食べていた夜勤食が、食べられないのです！　かきこもうとすると噛めず、口からあふれ出るようでした。歯のかみ合わせでも悪くなったかと思いましたが、どうも違う…

8 仕事帰り、車を運転すると目を開けていることができず、路肩に停車して休みながら帰宅しました。
後から思えばあの時、交通事故を起こさなくて本当によかった！

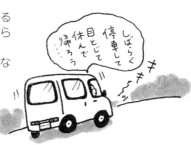

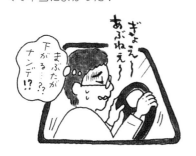

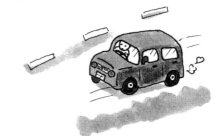

9 家では、水を張った鍋を持ち上げようとした途端、異様な鍋の重さに驚き…

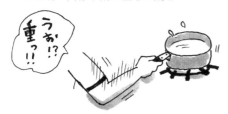

10 布団を押し入れに上げられないのです。普段持ち歩いている鞄まで重く感じるようになっていました。それでもまだ、腱鞘炎にでもなったかと思いこみました。

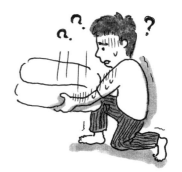

⓫ 結果的に最後の勤務となった夜勤。休憩時間に同僚と会話をすると、話が進むにつれ、ろれつがまわらなくなる症状がはっきりと表れました。
話すと顔が歪むので、手で口元を隠しながら話していました。

⓬ 症状はすでに全身におよび、自分の体の鉛のような重さに恐怖さえ感じていましたが、その夜は何とか気持ちだけでやり遂げました。ベッドサイドと車椅子への「移乗」はどうにかできたものの…

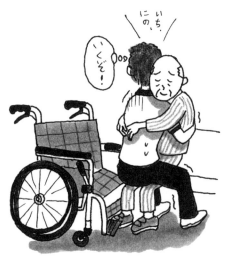

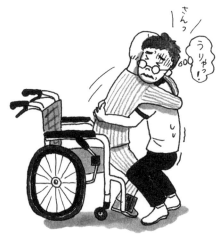

⓭ 前屈みの姿勢で行う「オムツ交換」は、自分の頭の重さに耐えられず、首がガックリうなだれてしまうのでした。
息苦しくてたまらず、これほど切実に「早く朝が来て！ 早番さんの顔が見たい！」と感じた日はありません。

14 交替でとる仮眠は2時間。普段は緊張でウトウトもできないうちに時間がきて、パッと動き出すことが多いのですが、この晩は、倒れこむように眠りにつきました。体が泥の中に吸い込まれていくように重く、目覚まし時計が鳴るのがやけに早く感じられました。

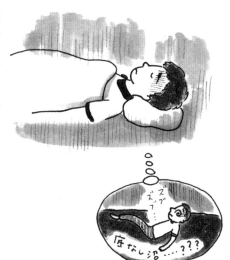

15 翌朝。朝食の配膳時には、お茶の入ったヤカンを持ち上げてお茶を注ぐこともできなくなり…

16 ホームの看護師さんの目から見ても、オイラの異変は明らかでした。

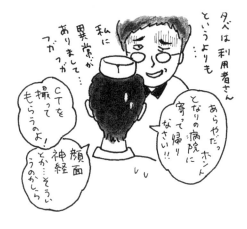

初診

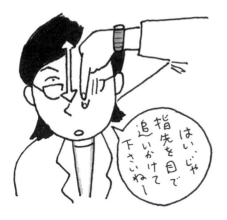

1 最初にかかったのは、勤務先の老人ホームに隣設する病院。

2 先生が上下・左右と動かす指の先を目で追ったり、先生が差し出した手の平に抵抗するように、自分の手や腕で力を加えたり。また、ゴムのような物がついた棒で、ひざやすねのあたりを「ゴツン」と叩かれたり。

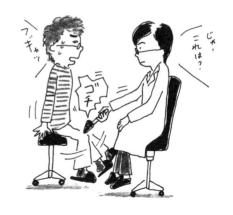

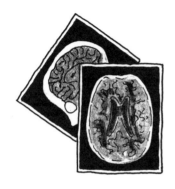

3 頭部のCTも撮ってみましたが、特に異常もない様子…。その場では何も診断が下されず、隣町にある、神経内科専門医の個人病院を紹介してもらえました。

しかし、この日印象に残っているのはCTを撮り終えた時、検査室のベッドで容易に体を起こせなかったこと…

4 健康な20〜30代の若者なら
仰向けの体勢からヒョイッと
そのまま体を起こせるはず。
オイラも今までは、無意識に
この動作をやっていましたが

5 「終わりましたよ」と
声をかけられても
しばらく動けないほど、
オイラの体はズッシリと
重かったのです。

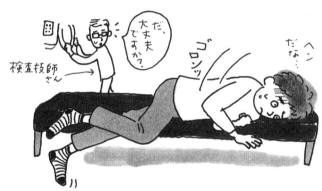

6 翌日受診した個人病院では、当初、
風邪のウイルスなどが脳にまわって
起こる別の病気を疑われました。

入院をすすめられましたが、
近くの総合病院では、
週に1度の先生の回診で
診てもらうしかないとのこと。
結局、常に神経内科医が揃っていて、
精密検査ができる大病院へ
再び紹介状が送られました。

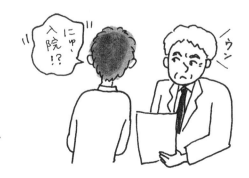

精密検査

1 3つめの病院ではすぐにMGを疑われ、入院手続きがとられることに。担当医を決め、連絡をとる医師。しかし、その時医師が口にしていた○○障害の意味が理解できず、あまりに淡々と物事が動いていく様子に圧倒されていました。

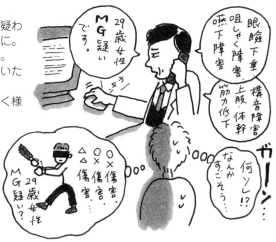

2 入院後は1週間～10日間かけて、さまざまな検査が行われました。まずは"テンシロン検査"。一時的に筋肉の収縮を助ける薬を静脈注射して反応を見るもので、症状が明らかに改善されればMGであるといえるわけです。この検査では、あまり変化しなかったのですが…

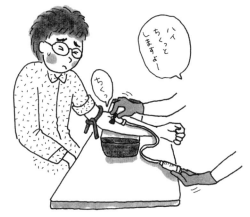

3 血液検査では、MGの原因物質である"自己抗体"がバッチリ陽性でした。

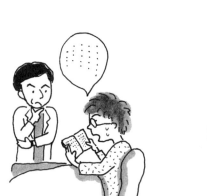

4 声を出して本を読むなど、"音読"を試してみたり

5 胸部X線のほか、MRIに入って
胸部の異常を調べたり

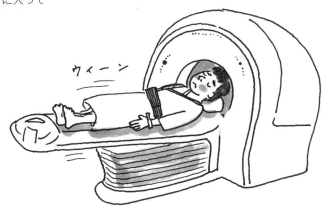

6 髄液をとる検査だとか…
（他の疾患と識別するため？）

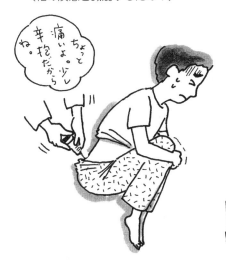

7 中でも、ものめずらしいと思ったのは
"筋電図"という検査で…
腕や足や顔の数か所に細い針を差し、
電流をかけられるのです。
もちろん微量から少しずつ上げていくの
ですが、結構痛い！　末梢神経を電気的
に反復刺激することで、筋線維が収縮す
る活動状態を測るものとわかりました。

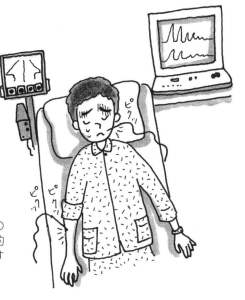

病名告知

病名を言い渡したのは、主治医ではなく、ある晩ふいにベッドサイドに現れた医師の1人でした。
神経内科医がグループで診断していたのだと思いますが、「重症筋無力症、特定疾患、保健所で申請」と書かれたメモ紙を渡されたのが、病名を知った最初です。

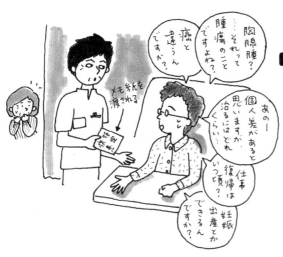

❶ 聞きなれないオドロオドロシイ病名を聞かされた割には、冷静沈着に質問する自分がいました。その態度に同室の方は驚いていましたが、おそらく、コトの重大さをわかっていなかっただけでしょう。

❷ 後から思えばですが、"特定疾患"…要は完治が見込めない難病ともなれば、別室に呼ばれて落ち着いて主治医の説明を聞くものというイメージがあります。
しかし、あまりにペロッと言い渡されたためか、この病気がそこまで長期に及ぶ慢性疾患とは、きちんと受け止めていませんでした。

実家から母が来て手術の説明を受けた際は、別室で主治医のお話がありましたが…

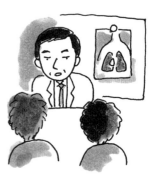

❸ 何よりショックだったのは、自分が希少な難しい病気にかかったことよりも、親不孝な自分の不甲斐なさでした。

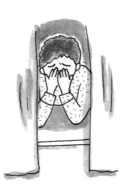

この年、実家では父にもがんが見つかっており、闘病の真っ最中だったからです。
「何でよりによってこんな時に…」という悔しさや情けなさでいっぱいでした。

4 それまでのオイラは、大きな病気もしたことがなく、病院や薬にも縁遠い生活。まさに、「病は気から」と思い込んで暮らしていました。
介護の現場では誰もが慢性的に疲れていましたが、「疲れた」という言葉もできるだけ言わないよう心がけていました。
しかし実は、自分も疲れていることに蓋をしていただけで、家族の病気やさまざまなことが重なり、本当は体も心も悲鳴をあげていたのかもしれません。

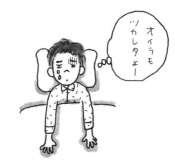

5 それでも、入院しても復帰後のことばかりを考えていたオイラ。頭の中は、まだ職場でした。
忙しい仕事の合間をぬって、職場の同僚もお見舞いに来てくれました。皆の優しさが身に沁みました。

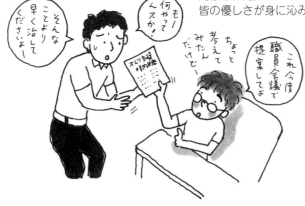

6 両親が立ち会うことのできない手術や入退院には、友人たちが付き添ってくれ、たくさんの人がオイラを助けてくれました。

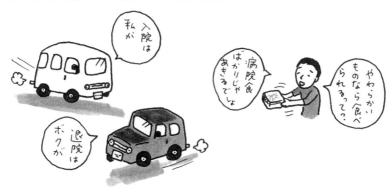

7 窓の外は海。日焼けして波とたわむれるサーファーを横目に、元気な人をうらやましく感じながらも、皆に感謝しました。そして初めて、介護される側の気持ちを痛感しました。

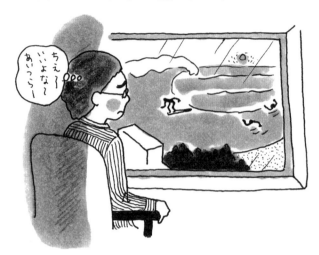

8 救われたのは、同室のご婦人が親代わりのように暖かく接してくれたこと。おかげでとても和やかに過ごせました。

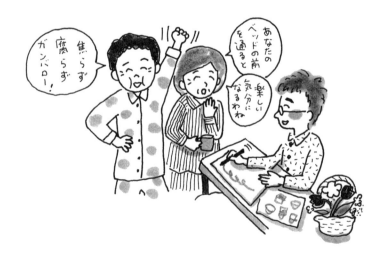

誤診と治療難民

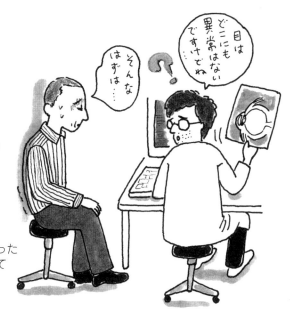

1. ところで初めのうちは目の症状だけだったり、眼筋に症状が限られる"眼筋型"の人も多いので、まずは眼科へ行ってしまうMG患者も少なくありません。しかし、眼科の領域では異常はありませんし、通常の血液検査では問題が見つからなかったりします。

   ですから、わからないまま何か月・何年と放置してしまったり、しかるべき医師を紹介してもらえず、病院をたらい回しになってしまうことも。

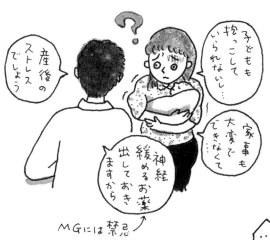

2. 女性では出産後に発症する人も多いのですが、"育児ノイローゼ"や気のせいにされてしまったり。

   そうこうしている間に、胸腺腫が転移してしまい、放射線や抗癌剤の治療を受けた仲間もいます。

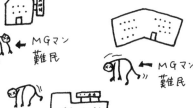

2. 眼科医と神経内科医で連携をはかったり、専門の違う先生同士で情報を共有するようにしてもらえたら…こうした難民が減るのではないかなあ。

難病患者をとりまく現状

　発病後、友人知人に聞かれたことで「生活はどうしているの？」といった質問がありました。「仕事は？」「収入は？」「介護保険とか、障害年金とか、適用にならないの？」「難病患者って障害者と違うの？？？」など。
　「海外では『難病』と『障害』という概念はなく、このような概念は日本独特だ」（山口泰博：難病入門 難病と指定難病と障害、その違い，産学官連携ジャーナル，2018年4月号）とあるように、日本では、難病患者と障害者で則している法律が異なり、社会制度上の区分けがあります。
　ハンディキャップがあるのは同じなのにどうして？　と、その社会保護政策や公共的なケアにおいて差があることに戸惑い、困窮している人が多くいるのが事実ですが、法制度を整備する段階で別々の経路をたどったために、区分けができてしまった、というのが実際のところだと思います。
　障害者は、「障害者基本法」にもとづき、（障害者）福祉法、〜雇用促進法、〜自立支援法、等々の法律が定められてきました。そのほか福祉用具の研究開発や普及の促進、身体障害者補助犬の法律など、障害の種類や年齢、目的に応じた保護政策もあります。障害者基本法の第2条には、「『障害者』とは、身体障害、知的障害又は精神障害があるため、継続的に日常生活又は社会生活に相当な制限を受ける者をいう」とありますが、制度に基づいた支援を受けられるのは、障害者手帳の申請をして判定を受けたうえで、手帳を交付された人に限ります。しかし、判定の基準となるのは「一定以上で永続すること」。要は、その障害が半永久的に固定されたもの、というのが条件とされるわけです。
　一方、難病患者は、1972年に策定された「難病対策要綱」が出発点となっています。調査の推進や解明研究、医療施設などの診療整備、医療費の自己負担の解消を目指したもので、医療などに関する法律（難病法）に則って生活しているのが、長年の現状でした。では、「難病」とは、どういった病気を指すのでしょう？

【難病の定義】
　①　発病の機構が明らかでない（原因が不明である）
　②　治療方法が確立していない
　③　希少な疾病である
　④　長期の療養を必要とするもの（経過が慢性にわたり、経済的・精神的にも負

担が大きいとされる疾病）

上記の4要件に加え、さらに以下の2つの要件を満たす疾患は「指定難病」と位置づけ、医療費の助成などが行われています。

⑤　患者数が一定の人数（人口の約0.1％程度）に達しないこと
⑥　客観的な診断基準（またはそれに準ずるもの）が確立していること

　障害者であり難病患者でもある人、あるいは指定難病の中にあって障害者手帳も交付されている人、といったケースももちろんあり、難病と指定難病と障害の関係は重なり合って単純に分けられるものではないのですが、こうした制度の対象になるかどうかによっても、治療や日常生活、職業生活などに大きく影響してきます。

　また、世帯全体の収入や、自分以外に稼ぎ手がいるかどうか、配偶者や親や子どもがいるかどうかによっても、患者の生活は大きく異なります。同じ病気であっても、何歳で発症したのか（幼少期・青年期・壮年期・定年退職前後など）世代による状況の違いもあります。しかし、日本の社会制度は今なお「家族が支える」というのが大前提になっているのでしょう。病気によって仕事ができなくなってしまっても、医療や生活支援制度の対象にもならなかった場合や、親族にも頼れない人は、生活保護を申請するしかないということも初めてわかり、私自身、愕然としました。

　重症筋無力症は「指定難病」に認められている疾患なので、幸いにも私は、医療費の助成制度を受けてきました（医療費の助成はあくまでも指定難病に関する治療にのみ適応されるもので、収入金額に応じた月額医療費の上限があります）。この制度がなければ、長年にわたる薬代や度重なる手術代を支払うこともできず、生きていることができなかったでしょう。

　障害者手帳に関しては、発病から数年の間は申請をすることさえできませんでしたが、発病後3年目に「クリーゼ」（呼吸不全）という生命の危機に陥ったことがきっかけで、手帳の申請が検討され、交付にいたりました。クリーゼについては次の章で記しますが、症状の再燃・増悪をくり返す中で、医師や看護師、社会福祉士の方々が対応してくださったおかげです。しかし交付されたといっても、重度障害ではありませんから、日常生活において、障害者年金や特別手当を受けるような対象にはなっていません。ですから、症状の再燃に警戒しつつ、綱渡りをする気持ちで働いている、というのが私の現状です。

こんなことを書くと、制度の対象にもなっていない病気の方に叱られてしまうかもしれませんし、実際、初版でこの章のコラムに「難病患者は、生活に関する支援制度が何もない」と書いたら、ネット上で「甘い！」とご指摘を受けてしまいました（私はネットのチェックは滅多にしませんが……。会社員でもなく貯金もなかった20代の私の生き方に、苦言を呈された内容だったかもしれません）。

　しかし私は、難病や障害を持っている人が、何もせずに生活の支援や保護を受けるべきと言っているわけではありません。そうではなくて、むしろ、病気や障害のある人も必要な配慮を受けながらであれば、働いて社会の役に立つことができる、学業を全うすることもできる、当然の権利として、また義務として、積極的に社会参加することだってできると思うのです。そのための制度が必要であり、機会を与えられることを望んでいますと、そのことをお伝えしたいのです。

　病気があることを伏せて就職活動をしたり、隠さないまでも、健常者と同じ土俵に上がらざるを得ずに無理をしながら生活する、そんな患者の存在があります。生きていくために働こうとしているのに、無理が続いては維持できる体調も維持できなくなってしまうし、場合によっては社会生活に戻れなくなってしまう、そんな本末転倒な結果にならないために、皆さんのお知恵をお借りしたいと思っています。

　1972年に始まった難病政策は、調査研究の対象が8疾患、医療費助成の対象は4疾患でしたが、対象疾患数は増え続けました。私が発症した2003年頃で研究対象は123、指定難病は45疾患。その後、2015年に施行された制度により大枠が変更され、2018年3月現在では指定難病が331疾患まで拡大されています。

　また、2013年には「障害者自立支援法」が「障害者総合支援法」として新たに整備・施行され、障害者の定義に難病なども加わりました。重度訪問介護の対象者拡充や福祉用具貸与の対象となるなど、受けられる支援の枠組みが広がったことは、大変喜ばしいことです。しかし、解決していない課題はまだまだあります。

　障害者雇用促進法では、「常用労働者が45.5人以上の一般企業は法定雇用率2.2％以上の障害者を雇用しなければならない」という障害者雇用率制度が設けられ、社会では障害者採用に前向きな姿勢も見られるようになってきましたが、障害者手帳のない難病患者を雇用しても、障害者を雇用したとはカウントされません。難病患者を雇用すると、雇用主に対し難開金（難治性疾患患者雇用開発助成金）といった助成金が支給される制度がありますが、拘束力も罰則もなく支給期間も限られているため、助成金を得た後に雇用を継続しない事業者もいると聞きます。難病患者にしろ、障害者にしろ、ハンディキャップを持つ人の雇用は、社会的ポーズを

とるために行っているという企業もまだ多いのかもしれません。

　もちろん、会社にとってはいくら法律で決められても、会社のために活躍してくれる人が必要なわけで、「障害者なら誰でもいい」というわけにはいかないでしょう。ハンディを持つ側も、当然仕事はきっちり納めなくてはなりません。しかしこのギャップは、企業と当事者が互いのことをよく知らないなどのマッチングのミスやコミュニケーション不足といった、理解の欠如から生じているように思います。

　身をもって体験した者だから言えますが、どんなに希少な難病であっても、誰がなってもおかしくありません。今日まで元気に働いていた人が、明日、障害者になり不自由を抱えることだってあり得ます。病気や障害を持った人が、今、一緒に働いている職場の同僚や、自分自身かもしれないと考えてみたら、その人が培ってきた能力や経験、可能性を無下にはできないと思いませんか？
　おかげさまで、現在の私はとてもよく働いています。国のお世話になって治療をしていますし、人様にご迷惑をかけていないとは言えませんが、よく働き、税金もしっかり納めていますよ〜。
　……いやしかし、人間の価値は、たくさん働いて国にお金を納めるとか、そんなことではないのです。仕事なんてできなかろうが、生産性がなかろうが、人の存在意義はそんなところにはないと思っています。それについては、また次のコラムで記します！

（追記）このコラムを書き終えた2018年8月、中央省庁が障害者の雇用者数を水増ししていたことが発覚しました。非常に複雑な思いです。国が率先して「ハンディのある人にも働く機会を促そう」と行っていた政策であったのに、信頼を根底から覆すことです。しかし、「障害者手帳のある・なし」では決して線引きができない、ハンディキャップのある人がいるのも事実です。障害者手帳は取得できないけれど、「健常者と同じように」ではなく、それなりの配慮も得ながらであれば、働くことができる人、働く意欲や能力がある難病患者がいます。「配慮」は「特別扱い」とは違うと思います。そうしたハンディのある人も、一社会人として認めていただきたいし、機会を与えてほしい、そんな思いからこのコラムを書きました。

第3章 キョーフのクリーゼ

九死に一生を得る

クリーゼの語源は"クライシス"(危機)。
MGでいうクリーゼは、嚥下機能などが急激に低下したり、呼吸筋が低下して呼吸不全に至る状態をさします。
かつてに比べ進行をふせぐことができるようになったものの、未だ約1割の人がクリーゼになるのも事実。
かくいうオイラも発病から2年が過ぎた3年目の秋、あっという間に状態が悪化、まさかのクリーゼに陥ったのでした。

クリーゼの予兆

クリーゼは突然起こるのか？　何か予兆はあるものなのか？…"予測できるもの"とはっきりは言えませんが、いずれにしても、何か大きな負荷がかかった時に陥りやすいと考えられます。また、クリーゼに至るのは病初期に多いことから、十分な治療効果を得る前にクリーゼとなってしまうケースが考えられます。

1 よく聞くのが「風邪や感染症」が引き金になるということ。手術をしたり、ケガをしたりといった、体に侵襲が加わることも危険といわれます。

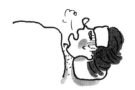

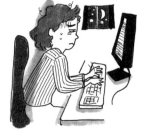

2 「ストレス」も要注意。ストレスなんて誰だってあると思いますが、かかり過ぎるのが良くないのでしょう。徹夜をしたり、過労になったり、精神的にもストレスが大きいと症状が増悪しやすいとか…

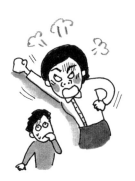

3 一方、ある日突然クリーゼになった、という話も聞いたことがあります。カッとなって子どもを叱りつけた後になっちゃった、なんてことがあるそうです。

4 オイラの場合、実家に帰って母と暮らすことを決め、その年の春に引っ越しを決行したのがまず負担になっていました。父の遺品整理から始まり、2軒分の荷造り・荷ほどきを行うのはかなりの負担でした。また実家とはいえ、エレベーターのない団地の4階。階段の上り下りをしなくては外出もできません。

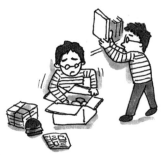
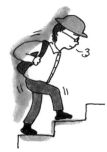

お互いの元気な時しか知らない親と約10年ぶりに一緒に暮らすというのも、生活のペースや食事も全て1から作り上げていく作業。実家だから楽、ということではないのでした。

5 引っ越し後の夏は、社会復帰に必死でした。車もないので移動は電車やバスを使うしかありませんが、猛暑の中、動き回ったのもいけなかった。

6 精神的なストレスも大きかったのでしょう。20代で築いてきた関係から離れ、実家といえども親戚も遠く、子どもの頃からの友達も近所にはあまりいないという環境での再スタートは、心細くもありました。

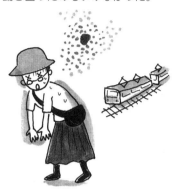

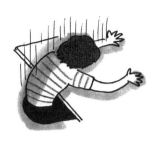

7 そんな夏の終わり、ヘマをやらかします。…ヤケドです。いつもと違う体勢でコーヒーを淹れたらバランスを崩しサーバーが落下、熱湯が太ももに直撃！
そこからはあれよあれよと調子が落ちていったのです。

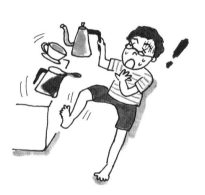

8 クリーゼになる2週間ほど前は、1日の大半をベッドで過ごすようになっていました。

9 薬を飲むためになんとか起きますが、薬を砕いてもなかなか飲み込めず…

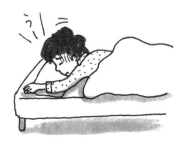

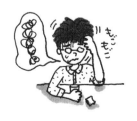

⑩ 洗面所で顔を洗うにも、腕を顔の高さまで持っていくことができません。入浴もシャワーのみで、介助してもらわなければ洗えず…

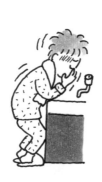
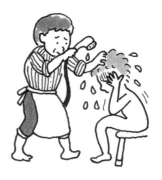

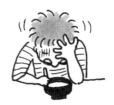

⑪ せめてパジャマから着替えて何か口にしようと食卓に座るのですが、ヨーグルトやお粥も、飲み込むことが大変になっていました。

⑫ ずっと寝てばかりいられないので、座椅子に座って書きものを試みますが、これも続きません。目も複視が強くなっているので、メールもできませんでした。

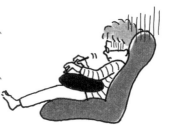

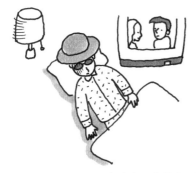

⑬ 夜はベッドに入っても眠れないので、テレビの音だけ聴いてやり過ごし…画面や部屋の灯りも眩しいので、間接照明に帽子とサングラスをつけてしのぎました。

…とまあ、1日中、顔に縦線が入っている日々。とっとと病院へ行け！というところです。今思えば転院したばかりで、先生ともまだコミュニケーションがとれておらず、病状の深刻さもわからず、ギリギリまで我慢してしまったのです。

| 緊急入院 | そしていよいよ――― |

1 ある朝、オイラは
どうにも薬が
飲めなくなり…

2 気管に入れたのか、むせて
口の中が泡だらけになり、
呼吸困難になりました。

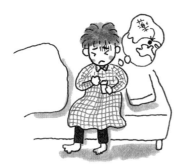

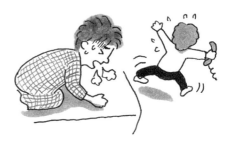

結果的には薬は
食道へ落ちたらしく、少し
呼吸も落ちつきましたが…

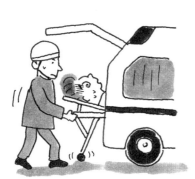

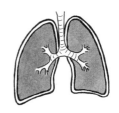

3 救急車で運ばれ、
レントゲンを
撮ることに…

4 肺の写真はとても
キレイで問題ナシ
――しかし

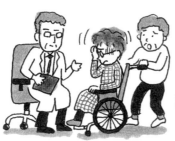

5 その後主治医に会った時も
状態はヨレヨレ…
そのまま入院することになりました。

6 その晩は集中治療室に入ったものの、翌朝には早速大部屋へ移されたオイラ。

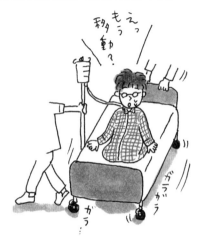

そこまで容態が
悪いようには
見えなかったかもしれませんが…

この朝、
もう薬も飲めなければ
ヨーグルトの一口も
飲み込めない状態だったのです。

7 さてここからが問題で…
となりのベッドの人に話しかけられ、会話をすると唾液が誘発されてしまい…

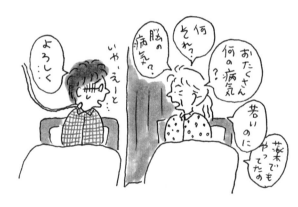

8 これによって自分のつばが飲み込めなくなってしまったのです!!

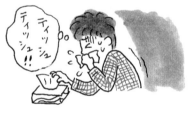

9 看護師さんに"吸引器"で吸いとってもらうことを試みましたが…

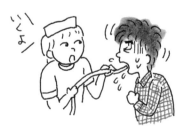

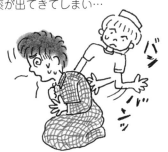
⑩ 刺激を受けて痰が出てきてしまい…
今度は自力で痰を吐き出せない事態に！

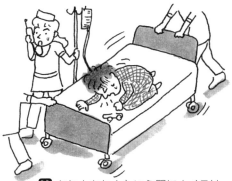
⑪ あれよあれよという間にオイラは再び集中治療室に運ばれ…

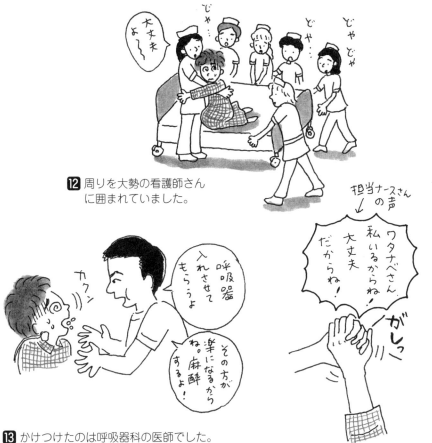
⑫ 周りを大勢の看護師さんに囲まれていました。

⑬ かけつけたのは呼吸器科の医師でした。…もうどうにでもしてください！

⑭ …次の瞬間、オイラは意識を失っていました。

覚醒

1 目が覚めると、オイラの視界はこんなでした…

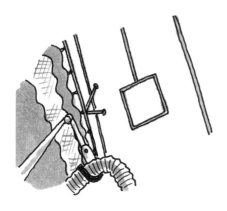

2 右の鼻の穴からのどの奥へと呼吸器が装着され、チューブの先は顔の左側に流れて何か仰々しい機械につながれているようです。
（もちろん、自分がどんな顔であるかわからなかったのですが）

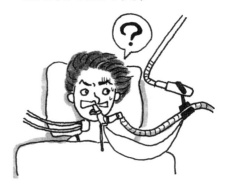

3 足の先には忙しそうに立ち働く看護師さんの姿。いつの間にか手術服のようなものに着替えてあり、お尻にはオムツ…？
何となく尿意はあるのですが、尿道にも管が挿入されています。
手や足は動かせるけれど…

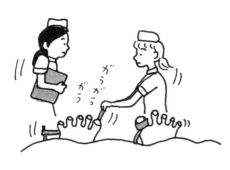

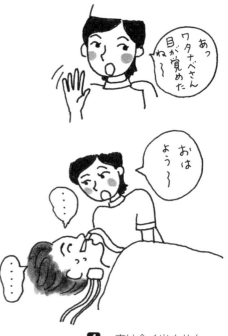

4 …声は全く出ません。

5 どうやらオイラはこんな感じのスパゲティ状態のようです。

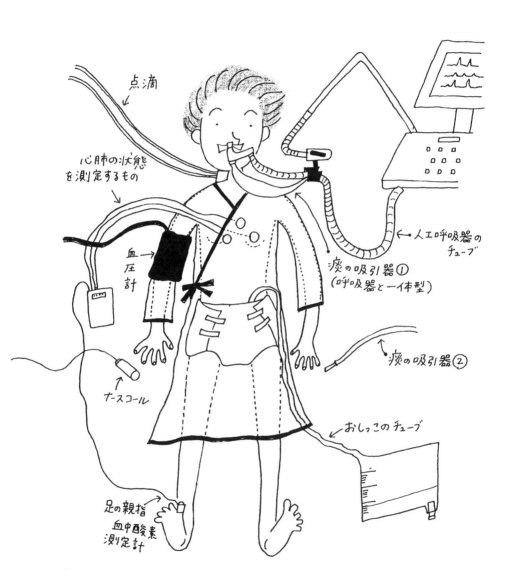

6 人工呼吸器はつけているものの
喉に異物を入れているせいか、
痰が出てきて吸引をしないと
苦しくなります。
しかし、この"吸引"がまた
恐ろしいものでした。
左の鼻腔、口腔、そして右の
鼻腔から装着された呼吸器の
3か所から痰を吸うのですが…

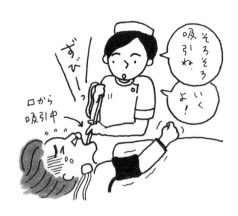

7 …自分がやられる立場になって、
これがいかに細やかな注意が要る、
難しい仕事であるかがわかりました。
空気圧のかかったチューブを、鼻や
口から気管に通すのは大変！
押し込まれると苦しいのです。

ここから
吸引

気管
食道

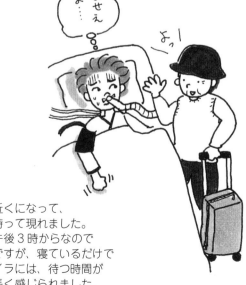

8 その日は昼近くになって、
母が荷物を持って現れました。
面会時間は午後3時からなので
十分早いのですが、寝ているだけで
呼吸苦のオイラには、待つ時間が
おそろしく長く感じられました。

9 しかも母が持ってきた荷物は、
この状態では使えない物ばかり…
入院前に自ら用意した物ですが、
これほどの入院になるとは思わず、
「ひょっとして入院するかも…?」
と思いながら詰めた遊び道具でした。

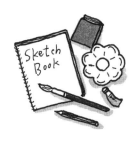

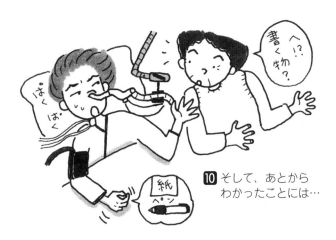

10 そして、あとから
わかったことには…

11 どうやら呼吸器装着後、
丸1日は薬で眠っていたのです。
そりゃ、これだけ苦しかったら
薬じゃなきゃ眠れないわな〜。
その後も丸2週間、
夜は薬で眠ることになります。

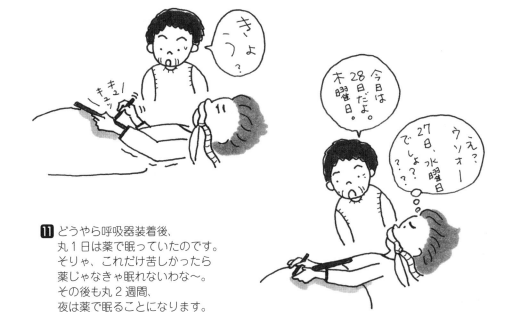

12 そしてここからはひたすら、
紙とペンが頼りの日々…

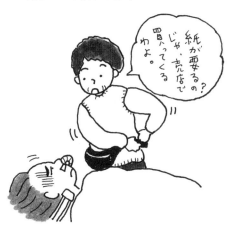

13 口がきけないだけにやたらと
ヒステリックになるのでした。

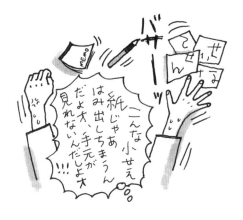

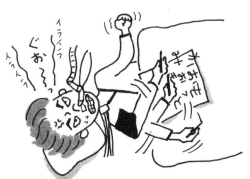

14 しかも、母が用意したのは
油性のマジックインキ。
…握力が著しく低下して、
筆圧の要る細いペンは
握れなかったためですが…
水性のサインペンでいいのに！
なんで油性のさ？
どれだけ布団にはみ出して
書いたことか…（大迷惑!!）

15 そこで文字盤を
使うことを
試みましたが…

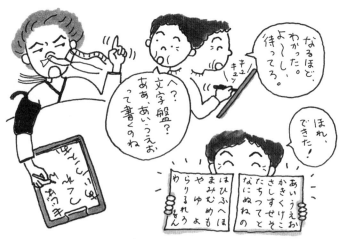

母が用意したのはなんと、2枚に渡るでかいシロモノでした…

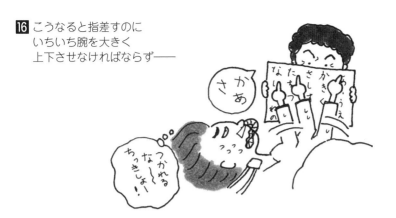

16 こうなると指差すのに
いちいち腕を大きく
上下させなければならず──

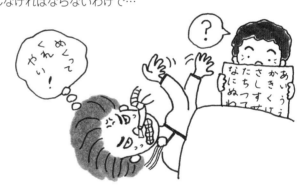

2枚の紙を行ったり来たり
しなければならないわけで…

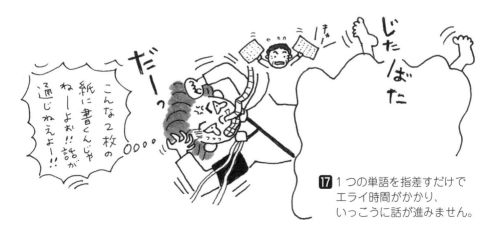

17 1つの単語を指差すだけで
エライ時間がかかり、
いっこうに話が進みません。

ひもを通せるように、穴をあけてある。

1. たんとって　3. あつい
2. くるしい　4. さむい

゛	わ	ら	や	ま	は	な	た	さ	か	あ
っ		り		み	ひ	に	ち	し	き	い
ゃ	を	る	ゆ	む	ふ	ぬ	つ	す	く	う
ゅ		れ		め	へ	ね	て	せ	け	え
ょ	ん	ろ	よ	も	ほ	の	と	そ	こ	お

ー　ちがう　？　ok　！　。
(のばす)

（実物大）

その後、姉が作り直してくれた文字盤

| 受難 | 寝たきりで、呼吸が苦しく、声も出せないというのは、まさに「生き地獄」と思いました。ほんの些細なことが、とても大きな負担になるのです。例えばシーツの小さなしわ1つが、寝たきりの皮膚にとっては痛く感じたり。人工呼吸器装着後、目覚めたその時から、数々の苦痛に耐えることになりました。 |

1 電気

寝ている人間にとって、天井の電気というのはレーザー光線！
先生や看護師さんが処置をするのに手元が暗くてはいけませんが、頭上から浴びるのと、寝た状態で直接目に飛び込んでくるのとでは、光の強さがまるで違うのです。

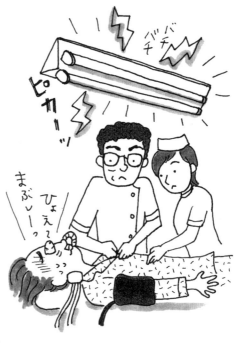

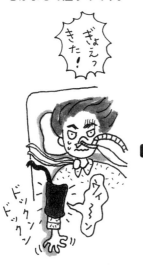

2 血圧計

モニターですぐに状態が見られるようにあちこちつながれ、右上腕には血圧測定用のカフが常に巻かれていたオイラ。時間がくると自動的に圧がかかるのですが、朝から晩まで何度も締め付けられるものだから、もうグッタリ。

3 体位変換

床ずれができないように、看護師さんが体の向きを変えてくれる体位変換。しかし、この背中や腰にあてる枕が大きく重くて、1度入れるとピクとも動かない…

4　吸引

吸引をやらないでいると、しだいに喉の奥の方からゴボゴボッと痰がからまる音が鳴りやまなくなり、窒息する恐怖と苦しさにかられます。
しかし吸引をするときもまた、恐怖と苦しさにかられるのでした。

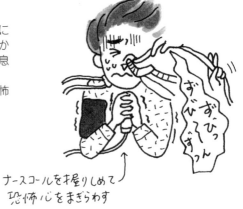

5

吸引後は決まって、気管から口や鼻の中へ上がってきた痰を吐き出すことになりますが、この量がまたハンパでなく…
頬の横には痰を吐き出すためのガーグルベースが常備されました。

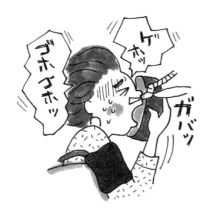

6　意思疎通

日によって部屋担当が交替し、日勤・準夜勤・夜勤とシフトも変わる看護師さんたちに、大病院でも症例の少ない病気の状態や詳細が伝わるまでには、時間を要するのだと思いました。
代わる代わる立ち現れる看護師さんに、毎回筆談か文字盤で要求を訴えなければならないのでした。

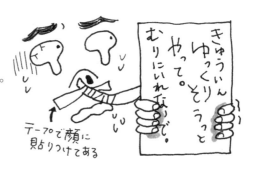

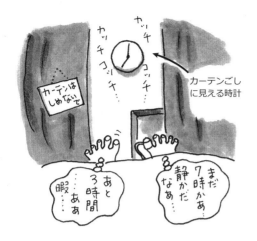

7　長い夜

夜6時を過ぎると、遅番と準夜勤の看護師さん・助手さんの4〜5人体制になります。面会もこの時間にはいなくなります。ここから睡眠薬で眠りにつくまでの3〜4時間が、おそろしく長く苦しい時間帯でした。

8　遠慮と不信

オムツ交換、口腔ケア、バイタルチェックなど、スタッフが少ない人数で各部屋をまわっているのがわかるだけに、苦しくてもナースコールを押せない自分がいました。しかし、それでも最初の数日は、痰で呼吸がすぐに苦しくなり、コールを何度も押していたオイラ…

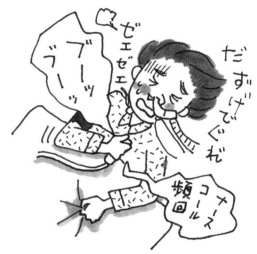

9　「そんなに簡単には窒息しない」ということを、看護師さんらは経験的にわかっているようでした。体にはりめぐらされた計測器のデータがナースステーションのモニターにつながっていて、本当に危険な状態の時は飛んできてくれるということも後でわかりましたが…

しかし「呼吸ができるかできないか」というのはまさに生死に直結しているので、息が苦しいことは、怖くて仕方のないことでした。

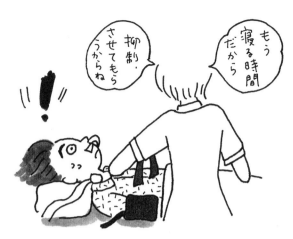

10 抑制

1日の終わりには、ベルトを使って両手をベッド柵に固定されてしまうのでした。これは、呼吸器などを装着している患者が、寝ている間に自分でチューブを外してしまったりしないための予防策で、事故を防ぐやむを得ない措置ということでしたが…

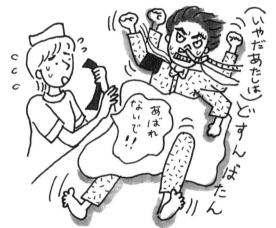

11 自分でチューブを抜く気もないし、寝相に自信のあるオイラには苦痛でたまらないものでした。何せ、薬で眠りにつくまでには、まだしばらく間があります。口がきけず呼吸も苦しいのに、ピクとも動けないなんて…

注：ベッド上で暴れてはいけません！！

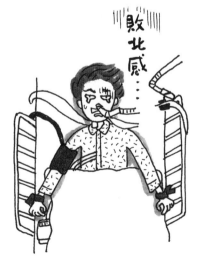

12 この日は結局、抑制に従うことになりましたが、心はかなりすさんでいました。

好転

1. その後数日間は暗〜い気分のまま、「誰も信用できない」なんて屈折した気持ちで横たわっていましたが…

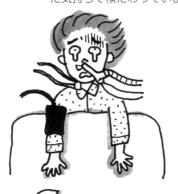
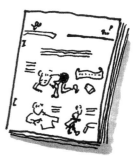

2. 自ら書いていたマンガがコミュニケーションをはかる潤滑油になってくれました。それは、MGの症状やオイラの日常を描いたもの。
入院当日、担当の看護師さんに渡しておいたら、看護師さんたちの間で"まわし読み"が進んでいたようです。

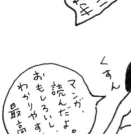

3. すると…
こんな暖かい言葉を言ってもらえたり、

勤務時間を過ぎたのに、残って話をじっくり聞いてもらえたりして

「マンガ、読んだよ。おもしろいし、わかりやすい、最高！」

「もっといろんな人に読んでもらって、病気のこと知ってもらおう！！」

4. 状況が良くなる兆しが見えてきました！

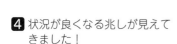
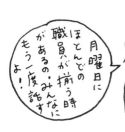
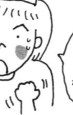

「師長にも主任にも伝えてあるし、みんなの対応も変わってくるからね！」

「月曜日にほとんどの職員が揃う時があるから、みんなにもう一度話すよ！」

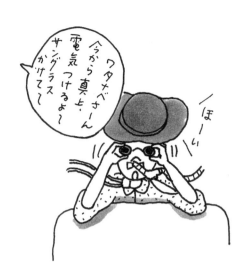

5　電気

頭上の電気は常に消しておいて、点灯が必要な時には声をかけてもらえるようになり…

6　血圧計

血圧計も、その都度外してもらい、時間ごとに計測してもらえることになりました。

7　体位変換

自宅から持ってきた軽いクッションを使い、自分で床ずれができないように気をつければよいことにもなったし…

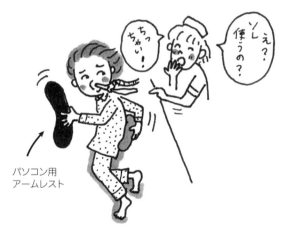

パソコン用アームレスト

8　吸引

ベッドサイドに吸引器を常備し、自分で吸い取ってよいという特別措置もとられました。
さすがに、鼻やのどの奥は自分ではできませんが、口の中がすぐに泡だらけになってしまう不安からは解放されました。

丁寧に吸引のチューブを入れてもらえるようにもなって、看護師さんと呼吸を合わせることができるようになってきました。

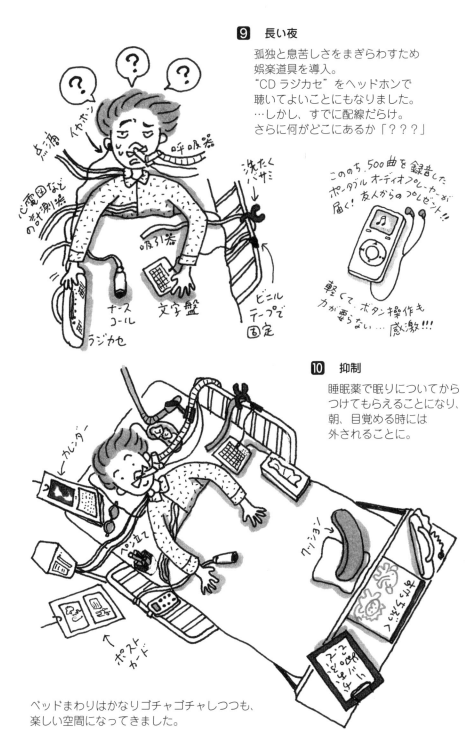

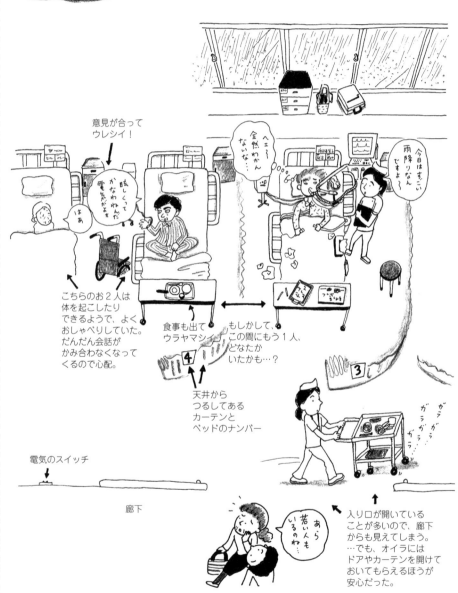

丸3週間、集中治療室で天井ばかり見つめていたので、
正確にはどうなっていたのかよくわかりませんが、
これは寝ながら想像していた部屋の内部。だだっ広い部屋に
ベッドが5〜6つ並べられ、急性期の患者が入っていました。
看護師さんたちはいつもくるくると動きまわっています。

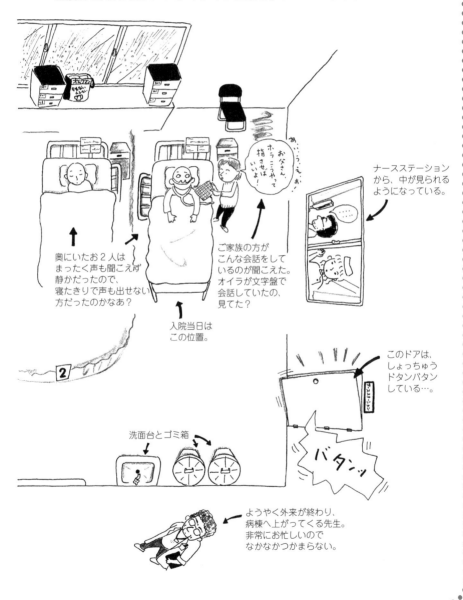

急性期の治療　ステロイドパルスと血漿交換

クリーゼ（呼吸不全）という急場を乗り切るために施行されたのは、ステロイドパルスと血漿交換という治療法でした。

ステロイドパルス療法

多量のステロイドを短期間に点滴で投与するもの。
ステロイドは体内で作られるホルモンの一種で、その免疫・炎症を強力に抑える力を利用して、自己免疫疾患や炎症疾患に広く使われている（経口薬による治療については第4章を参照）。

血液浄化療法（血漿交換）

血液の中の血漿成分を置き換える治療法。太い血管を2本利用し、一方から血液を取り出して体に影響を及ぼしている病因物質を取り除いてから、体内に血液を戻す。1日おきに5回に分けて施行したが、回を重ねるごとに元気になっていくのがわかった。

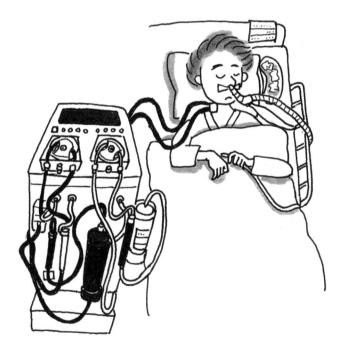

試練と支援

呼吸器装着から2週間、状況は好転してきたものの、まだまだ試練は続いていました。

1 右の鼻腔から挿入された呼吸器のチューブは、顔の左側に設置された機械につながれていました。そのため、右側に顔を向けようとトライしても…

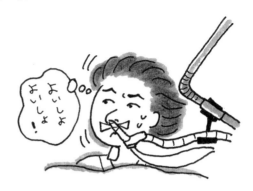

2 引きずられて左に戻ってしまう状態でした。したがって首は常に右側が突っ張ったまま、むち打ちになったようになり、左側の耳は押しつぶされて、変形してしまうのでは？ と思うほど痛くなりました。

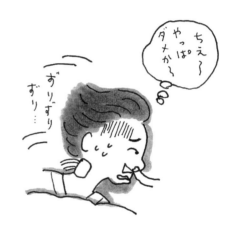

3 まるで、ボクサーの餃子のような耳になった気分。

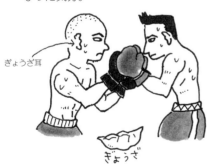

4 看護師さんに言ったら笑われましたが…

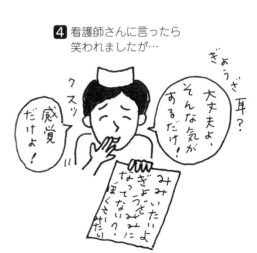

5 ろくに寝返りも打てないため、背中や腰や、体中が痛みを増してきます。熱を帯びて燃えるように痛くなってくるのです。

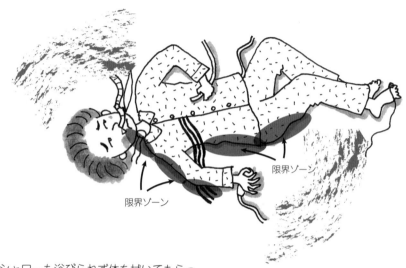

限界ゾーン

限界ゾーン

6 シャワーも浴びられず体を拭いてもらっているだけだと、全身が痒くなり、頭はフケだらけになってきます。首筋も腕も背中もおしりも、そこらじゅうが痒くて痒くて気が狂いそうでした。

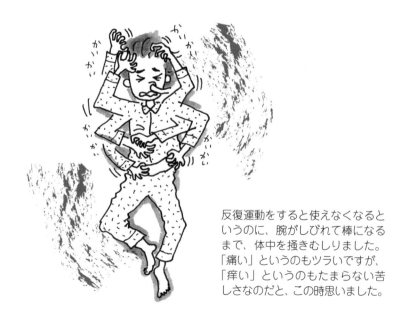

反復運動をすると使えなくなるというのに、腕がしびれて棒になるまで、体中を掻きむしりました。「痛い」というのもツラいですが、「痒い」というのもたまらない苦しさなのだと、この時思いました。

7 ちなみに2週間痰を吐き続け、口元からは常によだれが流れてしまう状態だったので、

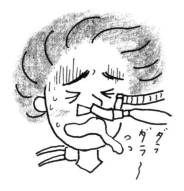

8 左側の頬や首すじがかぶれてしまいました。そこでぬれたタオルで拭いてもらったあとに…

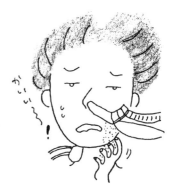

9 口元にワセリンを塗って皮膚がかぶれるのをふせぐことになりましたが、

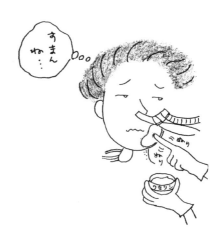

10 鼻炎持ちの看護師さんが「"ソフトティッシュ"で拭くと、肌に優しくていいのよ。」と教えてくれました。彼女も鼻炎がひどい時期は、鼻の下が真っ赤になるほど痛さと痒さでつらいのだそう。

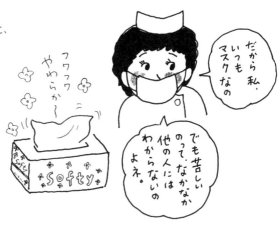

11 最もしんどかったのは、やはり言葉が通じなかったことで

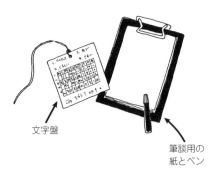

12 読む側も解読するのに苦労したと思いますが、指を指す側もつらいのです。

13 あるところまで読んで、単語や文節ごとに区切って言い直してくれればよいものを…

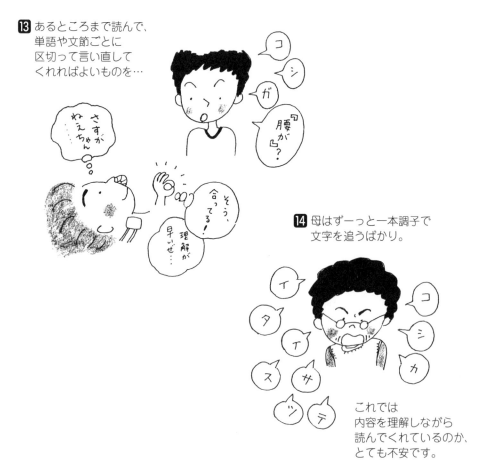

14 母はずーっと一本調子で文字を追うばかり。

これでは内容を理解しながら読んでくれているのか、とても不安です。

15 そしてなぜか、
何度も「゛」を指差しているのに
「濁音」で読んでくれなかったり、

またはその逆で、
差してもいないのに
勝手に濁音で読んだり…

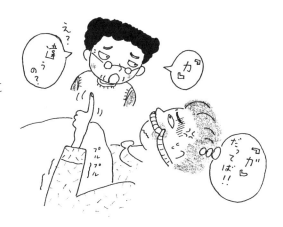

16 下手に先読みされて、違う単語を
言われ続けたりすると…

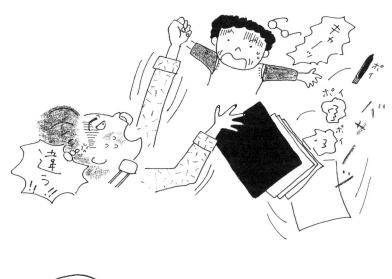

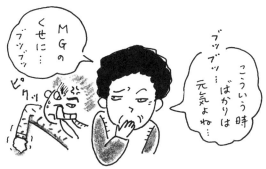

17 …ホント、よく力が
出たもんだ…

⒅ すると、手話ができるヘルパーさんが、手話を勧めてくれました。

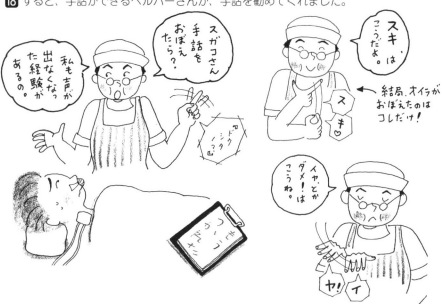

⒆ でもネ、オイラはMGマン。
口がきけないだけでなく、
腕や手にも力が入らないの。

身ぶり手ぶりがたくさんで、
顔の表情も使って
意思を伝える"手話"は、
かなりハードなんだよネ…

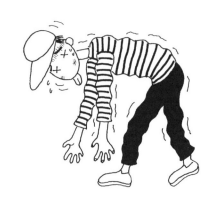

⒇ "指を差す"にしても
上から差し示すなら
まだしも―

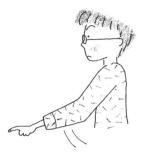

寝たままの状態で腕を
上げるのって、
とってもシンドイ!!

文字盤を指差すのも、
文字を書くのも、
とっっっても腕が
つらかったのです!!

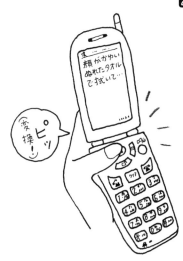

21 こんな時思ったのですが、
携帯電話を病室に持ちこめて、
メールで意思を伝えることが
できたらよいのでは…？

医療機器に影響を与えない
タブレットなどを使えたら
よいのに、と。

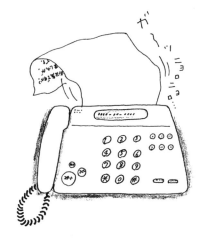

22 そしてフト、"FAX" というのは
耳の聞こえない人のために
開発されたのでは…？ と思いました。
そうでなかったとしても
これができた時、聴覚障害者は
どんなに喜ばしく感じたでしょう？

23 オイラは世の中があまりに機械化されていくことには
賛成でありませんが、便利な道具や発明品というのは、
多くの人の「困った」から生まれてきたわけで、
体の不自由がある人や社会的弱者にこそ必要だと思います。

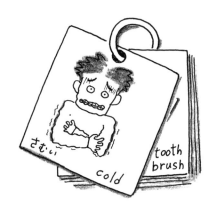

24 そのほかよく使う言葉や状況を
イラストで表す、単語カードの
ようなものがあるとよいな〜
とも思いました。

よく使う言葉やシチュエーションは、
案外限られています。
子どもや外国人でも使える、
そんなカードがあれば…

㉕ 年上の看護師さんからお世話を
受けるのも心苦しかったけれど、
自分よりも若い看護師さんや
同世代の看護師さんにも
気がひけました。

なぜって看護師さんたちは皆キレイで、
キビキビと人に尽くしているのです。
"白衣の天使"というけれど、
本当にみんな美人なんだよねぇ…

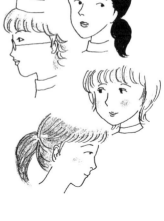

㉖ それに引きかえオイラは——

鼻からチューブ、
ヨダレダラダラ、
髪はボサボサで
フケと垢だらけ…

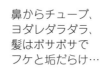

早く呼吸器
はずれて、
体が起こせる
といいね。

こうして
上から見下ろ
されてるのも
イヤだよね？

㉗ しかし、そんな卑屈なオイラの心を察してか、
ヘルパーさんが…

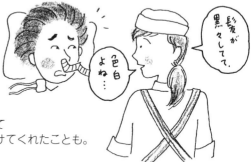

…なんて
声をかけてくれたことも。

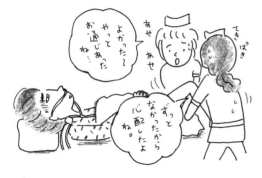

㉘ 人工呼吸器が外れたとたん、
宿便がたくさん出た時は
恥ずかしかったー。
しかし、あれでなぜだか体が
スッキリと軽くなり、心も軽く、
看護師さんたちをしっかり信頼
しようと肝が座った気がします。

29 救いになったのは、毎日必ず部屋を回ってくる清掃員さん。決まった時間にベッドサイドに見えるので、寝たきりの身には待ち遠しいのです。
ある日、文字盤で話しかけてみたら、毎日話しかけてくださるようになりました。

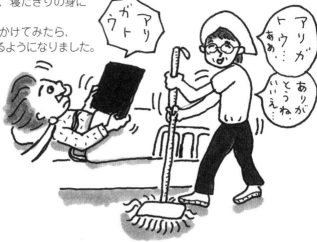

30 最初のうちは、チューブだらけの自分の顔を見るのが怖くて、鏡も見ずにいましたが、透析の先生（血液浄化療法の担当医）がユーモラスだったので、絵を描いて記録に残す気になったり…

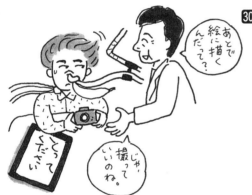

31 細やかなケアをしてくれた介護士さんたちにも感謝。呼吸器が外せるまでは頭も洗えず、体を拭くだけだったので、夜の蒸しタオルと口腔ケアを心待ちにしていました。

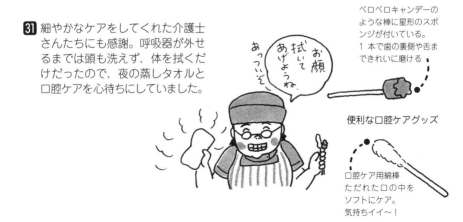

ペロペロキャンデーのような棒に星形のスポンジが付いている。
1本で歯の裏側や舌まできれいに磨ける

便利な口腔ケアグッズ

口腔ケア用綿棒
ただれた口の中をソフトにケア。
気持ちイイ〜！

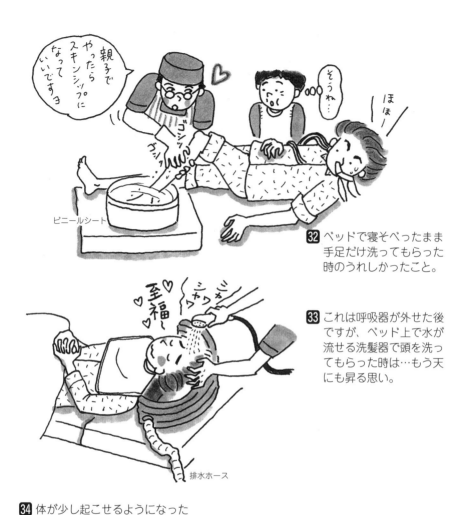

32 ベッドで寝そべったまま手足だけ洗ってもらった時のうれしかったこと。

33 これは呼吸器が外せた後ですが、ベッド上で水が流せる洗髪器で頭を洗ってもらった時は…もう天にも昇る思い。

34 体が少し起こせるようになった頃には、"絵本の読み聞かせ"をしてくれたことも。
毎日口もきけず、天井ばかり眺めていたオイラにどれだけ豊かなひと時を与えてくれたか…

疑似体験

助かったからこそ言えることですが、この状態を経験してよかったなあと思うこと。
それは、さまざまな病気や障害の人と少し似たような状態にもなり、いろいろと想像をめぐらせたこと。
もちろん、実際にその疾患や障害をもつのとは次元が違いますが、疑似体験によって、見えてくるものが変わった気がします。

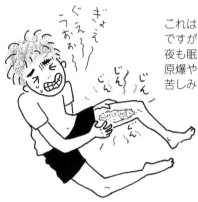

これは、クリーゼで入院前のことですが、足に大火傷を負った時、夜も眠れぬあまりの痛さに、原爆や空襲に遭った人たちの苦しみはいかほどか、と…

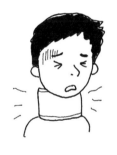

① 呼吸器の重みで左側しか向けなかったことで、**むち打ちの**つらさを…

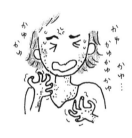

② お風呂に入れず、気が狂うほど全身が痒かったことで、**皮膚炎**の苦しさを…

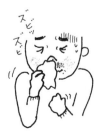

③ 痰がつまって臭いも味もわからず、口のまわりがかぶれたことで、**鼻炎**のわずらわしさを…

4 呼吸困難になったことで、
ぜんそくや**肺炎**などの恐怖を…

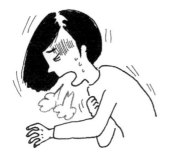

5 オイラは足をドタバタは
できたけど、体を起こすことも
できなかったことで、
下半身に病気や障害がある人や
寝たきりでいる人のしんどさを…

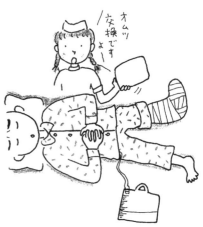

6 オイラは耳は聞こえたけれども、
声が出せなかったことで、
聴覚障害や**口やのどに障害を
もった人**のもどかしさを…

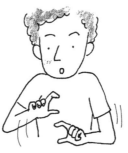

7 みんな、
がんばってんだなぁ…
エライよなぁ…

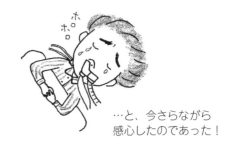

…と、今さらながら
感心したのであった！

人工呼吸器について

装着していた呼吸器は経口気管内挿管というものでした。
ステロイドパルスや血液浄化療法の効果がみられなかった場合、または自発呼吸が安定しなかった場合には、下図のような"気管切開"が予定されていました。

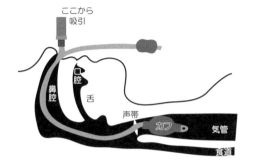

経口気管内挿管

装着していたのは左図のような、口腔または鼻腔から声帯を通ってチューブを挿入するタイプの呼吸器。メスを入れる手術は必要としないが、患者の負担は大きい。

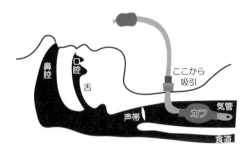

気管切開

このオペをすると、確実に体を起こせるようになり、食事や歩行もできて痰の吸引も楽になるとか。気管切開をしたほうが障害者手帳を取得できるとも聞いて、やらないほうがよいことなのに、やるべきか考えてしまいました。

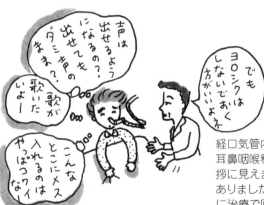

経口気管内挿管の呼吸器を抜管する前、耳鼻咽喉科の先生がベッドサイドにご挨拶に見えました。気管切開の手術説明がありましたが、やはり手術を必要とせずに治療で回復し、自発呼吸ができるようになることを望んでいたので、この日は握手（ヨロシク）をしないでおきました。

抜管

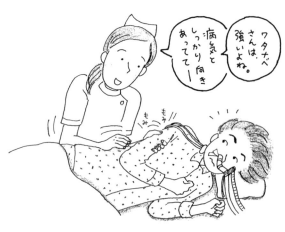

1. 呼吸器を抜管する前の晩、オイラの肩や腕、背中や腰はもう限界に達していました。そこで、一通りの仕事が終わったところで、看護師さんがマッサージをしてくれたのです。

   その時交わした彼女との会話——

2. この日はおそらく精神的にも限界に達していたのでしょう。

   それを察してか、皆が手厚く看護してくれた気がしますが——

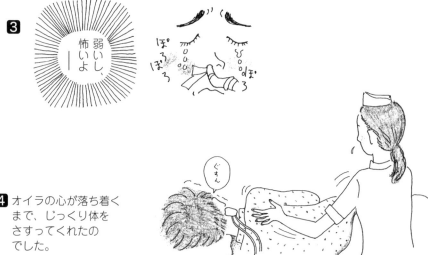

3.

4. オイラの心が落ち着くまで、じっくり体をさすってくれたのでした。

5 また、人工呼吸器が外れる
イメージトレーニングをしようと
ラジカセの電源を入れたら…
なんと、電池が切れてしまった！
これはイヤな予感…

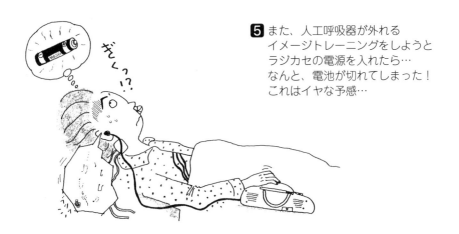

6 しかし、
あきらめかけていた
その時——

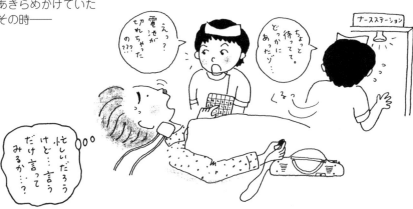

7 病棟にあった電池と
入れ替えてくれたのでした。
…おかげで無事に呼吸ができる
よいイメージを描いて
眠りにつくことができました。

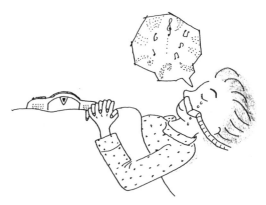

8 そして、
その日はやってきました——

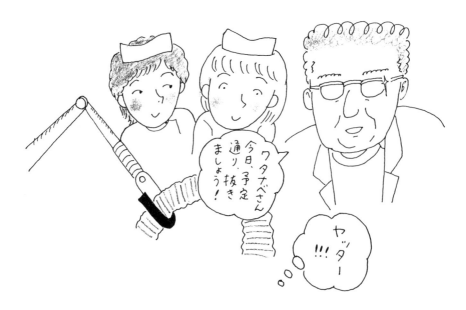

9 両脇に1人ずつ、看護師さんがついて
しっかりと手を握ってくれたのですが、
しかし———

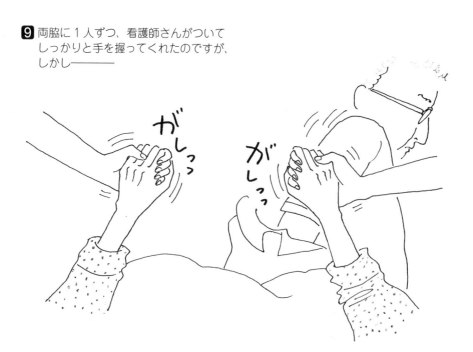

10 "抜管"とは想像を絶するものでした。

装管する時は麻酔もかけて意識ももうろうとしていたので
わかりませんでしたが、"抜管"には麻酔を使用しないのです。
何が起きていたのかはさっぱりわかりませんが、とにかく、
鼻からのどの奥まで挿入されたチューブを抜くのですから
ただごとではありません。

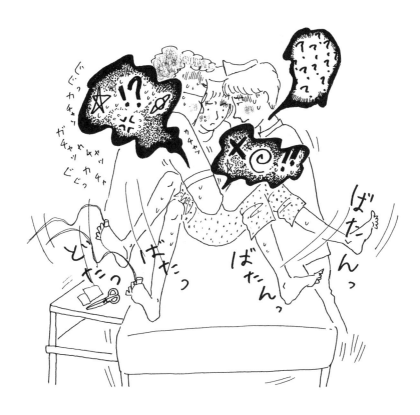

大げさかもしれませんが、まさに"生き地獄"…
主治医と看護師と、3人がかりでオイラの腕を押さえながらの
大作業でした。こらえきれず、足をドタバタ──

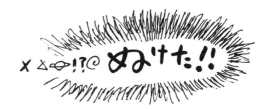

11 抜管後はすぐさまストレッチャーに移され"耳鼻咽喉科"に直行。

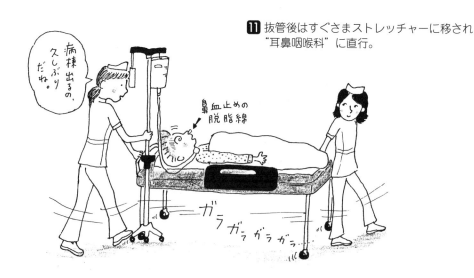

12 そしてしばらくの間、鼻の穴から酸素を注入するチューブを装着しました。それでもオイラの顔はだいぶスッキリしたので、看護師さんらが驚いていました。

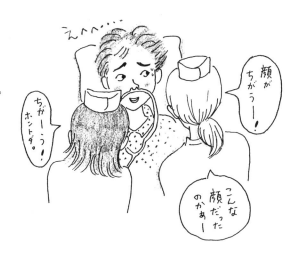

13 抜管してすぐではありませんが、蚊のなくような小さな音で声も出はじめました。ひどいダミ声でしたが…

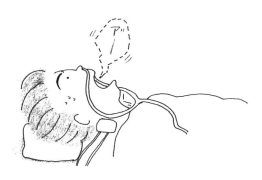

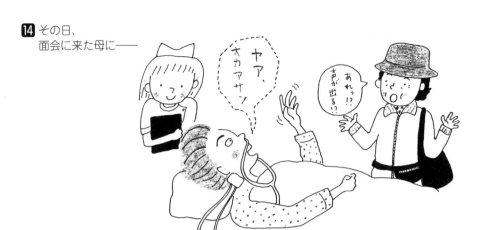

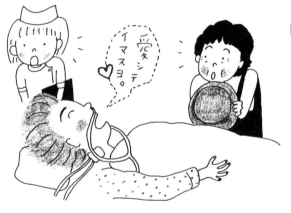

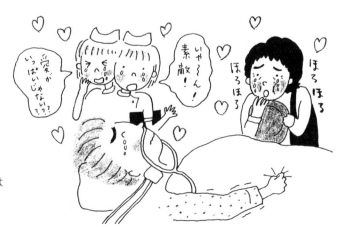

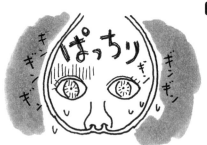

17 しかし、
抜管直後は気分も良く
超ハイだったのに、
その晩からはまったく眠れなく
なってしまいました。
呼吸器を外したとたん
睡眠薬もなくなったのです。

18 そして、一気に超ウツ状態に。
あれは、今ふり返っても不思議ですが、
一晩中幻覚や幻聴にうなされたというか、
霊的な体験をしたような…

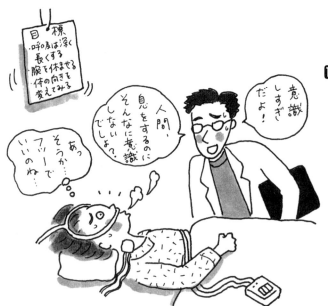

19 また、まだ呼吸が
安定していない頃に
「血中酸素が95以上
であればOK」と
聞いて、自発呼吸の
練習をしていると…

ナースステーションから
呼吸器内科の先生が
すっとんで来たことも。
計測器の数値が乱れま
くっていたようです。

20 しかし初めのうちは目線を少し動かしただけで目をまわしていたものの、呼吸が安定し鼻からの酸素注入器もいらなくなると、1つずつ管が外されていきました。やっとスパゲティ状態から解放…

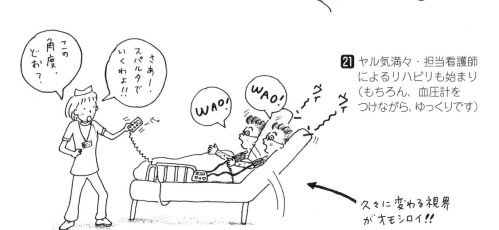

21 ヤル気満々・担当看護師によるリハビリも始まり（もちろん、血圧計をつけながら、ゆっくりです）

22 それからは万全のリハチーム体制のもと、オイラは見事な回復をとげるのです——！

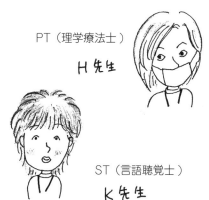

PT（理学療法士）
H先生

ST（言語聴覚士）
K先生

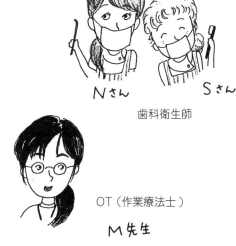

Nさん　Sさん
歯科衛生師

OT（作業療法士）
M先生

「生きていてくれて、よかった！」

「人間って、生きているだけで、スゴイんだ……」

クリーゼから生還した時、心の底から思ったことです。呼吸器が外れて自発呼吸ができるようになり、体に挿入されていた管が１つずつ外れていく。体も起こせるようになってきて、車椅子に乗る。そして初めて窓の外の景色を眺めた時、「この世はなんて美しいのだろう」と思いました。何ということはない住宅地の風景です。しかしそこには澄んだ青空があり、黄色く葉を染めた木立があり、初冬の空気をまとった公園で、小さな子どもが遊んでいました。

それまで天井ばかり見つめて、紙オムツをつけ、下の世話までしてもらい、点滴につながれて、呼吸を管理することでようやっと生きていた私です。しかし、寝たきりだった時もふくめて、これほどまでに自分が「生きている‼」と実感し、存在していることの"エネルギー"を感じたことはありませんでした。もちろんそれは、たくさんの方々に命を救ってもらったおかげであって、自分は死んでいたかもしれない身。ゆえに、命というのは紙一重のところでつながっていて、人間は本当に、さまざまな奇跡の上に生きているのだと感じました。

これは自分史上、すごい発見でした。「人は、ただそこにいるだけで価値がある」と心から思ったのです。私はその時の自分に何かお役目があるわけでもないのに、存在そのものに重みがあるような気がして、不思議な充実感がありました。生きているだけで満たされていました。

ところで代議士の間では、子どもをつくるかつくらないか、産めるかどうかといったことが、「生産性」だの何だのという言葉で語られていて、恐ろしさを感じる昨今です。「生産性」って何―？　子どもを産むこと―？　あるいは、たくさん働いてお金を国に納めること―？　それが、国家が思うところの「役に立つ人」「支援に値する人」だというのなら、私など、とっくに支援するに値しない「価値のない国民」になるでしょう。しかし世の中には、生まれながらにして子どもをつくれない体で生まれてくる人もいるし、子どもが欲しくても産めなかった人もいれば、子どもをつくらない愛もある。働きたくても働けない人もいる。でも、いわゆる経済活動や生産活動をしなくたって、人に力を与えていたりもする。ただ寝ているだけだって、その人が「生きている」ということに、ものすごい価値がある。何かができる・できないとか、役立つ・役立たないが人の重みではないのです。「人間は

生きているだけで素晴らしい」。私は、声を大にして言いたいと思っています。

　しかし、「人間は生きているだけで素晴らしい」と言われても、ただ生きているだけでは苦しい、というのが人間の切実な思いであるのもたしか。私自身、あんなに生きていることのありがたみを感じたのに、ちょっと動けるようになると欲が出てきます。自分が社会の中で役に立っているのかとか、人に必要とされているのかとか、そんなことで、心がすぐに揺らいでしまいます。

　これは、仕方のないことなのかもしれません。人間は誰だって、自分を求めてくれる誰かを感じながら、あるいは何かを求めながらでないと、生きていられないものなのでしょう。自分を助けてくれる人や、元気にしてくれる人も必要だけれど、どちらか一方通行ではダメなのです。自分が誰かを助けたり、何かしてあげたいと思う相手がいたり、「あなたがいてくれてよかった」と思ってくれる存在がいなければ、生きる活力が湧いてこない。

　患者や、何か困難に遭った人や、弱い立場にある人が、一方的に誰かのお世話になって、守られて、「ありがとう」と言うばかりでは、ツライのです。みんな誰かに「喜ばれたい」という願望があるし、つながりの中で生存する生き物こそが人間なのではないかと思います。

　ところで、私が通っていた絵の学校（セツ・モードセミナー）では、校長の長沢節先生のユニークなレクチャーがありました。数々の名言を聞きましたが、中でも印象に残っているのは、「人間は、個人への愛だけでは生きていけない。個人への愛、社会への愛、そのどちらもないと生きていけないんだよ」というようなお話でした。先生の著書「大人の女が美しい」（草思社）の中には、「世界の中から特定の個人を選んで食べる愛を『恋愛』というならば、世界そのものと直接に関わる愛を『仕事』と呼んでいる」とあります。20歳前後の私には、「ふーん、そんなもんかな」といった感じで、その言葉の意味がよくわかりませんでした。しかし今なら、その意味をよく理解できる気がするのです。

　愛情というと、"個人"のレベルでは恋人同士の愛だとか、夫婦の愛、親子の愛などをいうのだと思いますが、それだけではなくて、"社会"に対する愛というものがある。これがある意味では"仕事"にあたるわけですが、それは何も「働いてお金を稼ぐ」とか、「何かを生産する」とかいうことだけでなくて、社会の中で自分が誰かと交流し何かを共有したり、気持ちを向ける対象があること、「あなたの存在が大切だ」という相手がいること、そんなことを言うのではないかと、私は思っています。

「誰かに見守られ、誰かを見守っている」という実感。「あなたはここにいていいですよ」という"居場所"。そんなことが、誰にとっても大切なのだろうと思いますし、少数派だからとか、何も生み出さないからとか、そんな理由で存在を否定するような世の中であってほしくない、そういう世の中にしてはいけないと思っています。

　今、この本を手にしてくれているあなたにも言いたい。「あなたが生きていてくれて、よかった！」

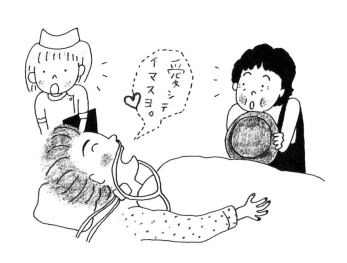

入院中の足跡

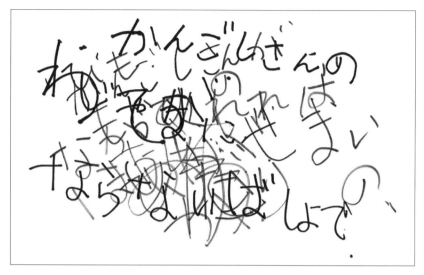

「文字盤を頭の横に見える位置で、看護師さんのじゃまにならないところに固定してくれ」と頼んでいる。手元を見られずに書いているので、どんどん重ねてしまう。解読が大変…

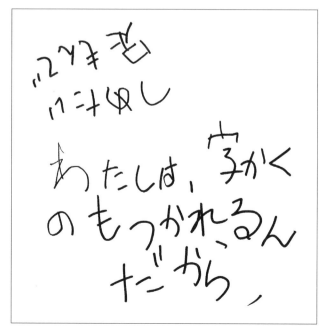

口がきけない私に、母がすぐに紙を出してペンを持たせようとするので、怒った時のもの。

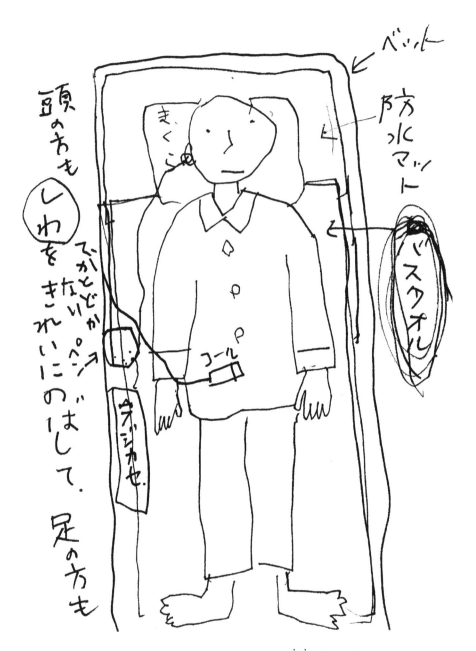

寝たきりだと敷かれているシーツやバスタオルの少しのしわがとても気になる。
痛みや床ずれの原因になるので常にピッと伸ばしてほしいのです。
それにしても思うように線が描けないのが、ダイナミックになってむしろいい！
と画風の変化を面白がっていました。

体を起こせる
ようになってからの
絵

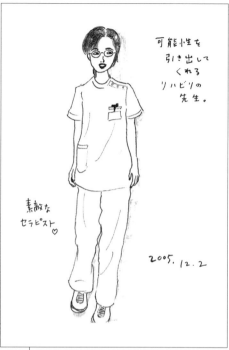

可能性を
引き出して
くれる
リハビリの
先生。

素敵な
セラピスト♡

2005.12.2

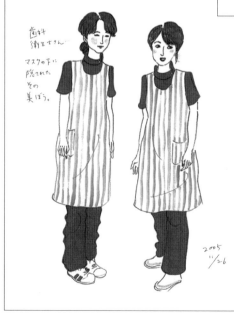

歯科
衛生士さん…
マスクの下に
隠された
その
美ぼう。

2005
11/26

この頃は看護師さんやあちこち人を
つかまえてはクロッキーをしたり、
工作をしたり…
手が動くことがうれしくてしかたが
ないという感じでした。

第4章 リハビリと治療

気長にゆるゆると

「リハビリはしているの？」「訓練すれば良くなるんでしょう？」などと聞かれることもありますが、何度も同じ部位の動作を繰り返したり、動くほどに筋力が低下するのがMGの特徴ですから、"頑張るほど良い"というものではありません。

しかし、クリーゼに至り寝たきりになったオイラは、リハビリ医療チームのもとで"リハビリテーション"を経験します。

これは"MG患者のための"というよりも、さまざまな病気や障害を持つ人に共通する方法かもしれません。

また、オイラのケースのみではありますが、MGにおける治療法をご紹介します。

> リハビリテーション 1
> 歯科

関係がないようで案外影響を受けるのが歯や口腔。しっかり歯磨きができないことで、虫歯や歯周病になりはしないか、やわらかい物ばかり食べているのであごや骨が早く衰えてしまわないか…また薬の服用によるカルシウムの欠乏などを心配しました。
クリーゼになってからは、水分もまったく口に含めず痰を吐き続けていたため、口の中がひどくただれて歯肉炎に。退院前まで歯科衛生師さんの治療も受けることになりました。

■1 歩けるようになるまでは衛生師さんがベッドサイドまで通ってくれました。暗い居室で懐中電灯と"七つ道具"を持っての治療は大変だったはず。
丁寧に手作業で歯の裏にこびりついた歯石も処置してくれたのです。

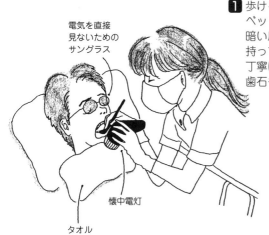

電気を直接見ないためのサングラス
懐中電灯
タオル

■2 しかも、長く口を開けていられないオイラのために、休憩をとりながらタイミングを合わせつつの治療。

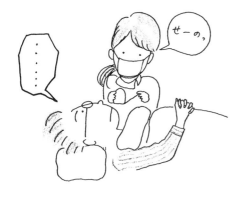
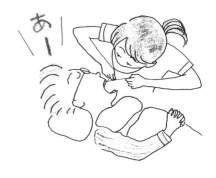

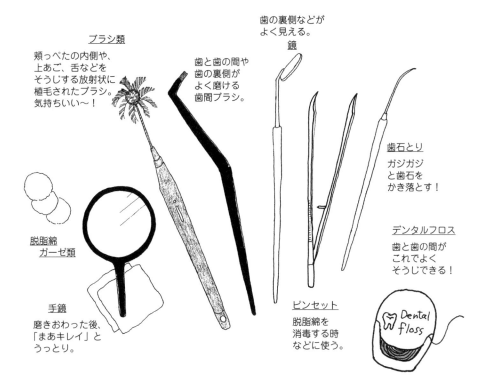

ブラシ類
頬っぺたの内側や、上あご、舌などをそうじする放射状に植毛されたブラシ。気持ちいい〜！

歯と歯の間や歯の裏側がよく磨ける歯間ブラシ。

歯の裏側などがよく見える。
鏡

歯石とり
ガジガジと歯石をかき落とす！

脱脂綿
ガーゼ類

手鏡
磨きおわった後、「まあキレイ」とうっとり。

ピンセット
脱脂綿を消毒する時などに使う。

デンタルフロス
歯と歯の間がこれでよくそうじできる！

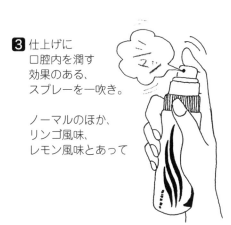

3 仕上げに口腔内を潤す効果のある、スプレーを一吹き。

ノーマルのほか、リンゴ風味、レモン風味とあって

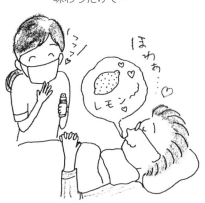

4 口の中に漂う甘さや酸っぱさを味わうだけで…

至福にひたれるのでした。

リハビリテーション 2【発語療法】
Speech Therapy：ST

言語（language）、発語（speech）、音声（voicing）の障害と、コミュニケーション障害、聴覚機能の回復・改善のために行う治療や訓練のことを、"言語聴覚療法"といいます。

MGの場合、聴覚には問題ありませんが、発語（speech）の練習を行うことがあります。また、言葉を話すのとご飯を食べたり飲んだりするところはどちらも同じで口や喉を使いますから、食事の訓練も同時に行ったりします。

1 呼吸器をつけたまま飲まず食わずだったオイラのリハビリは、まずスプーンの先ほどの水を口に含むことから始まりました。

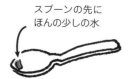
スプーンの先にほんの少しの水

2 寝たまま水を飲めるの？　と不安でしたが、それはこんなふうに行います。

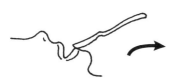
介助者は下唇の上にスプーンの先を軽く押しあて「今から口に入るよー」という合図を送ります。

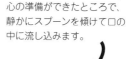
心の準備ができたところで、静かにスプーンを傾けて口の中に流し込みます。

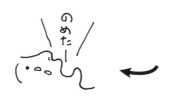

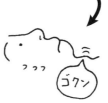

3 3週間ぶりに、初めてわずかな水を飲みこめた時のうれしさ…砂漠に1滴の水がもたらされたような、そんな感じがしました。

4 この日から"スプーン一杯の水"が母とオイラのコミュニケーションツールになりました。母が帰る前のお決まりの儀式となり、時々お茶にするなどして味覚の変化を楽しんだのです。

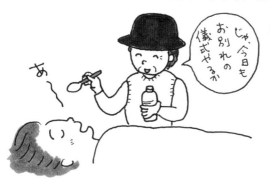

5 それからはSTの先生が、ヨーグルトやチョコレートなど、"口どけの良いもの"をベッドサイドまで届けてくれて、レベルアップしていきました。
そして、体を起こして初めて白いご飯（お粥）を食べられるようになった日——オイラはご飯の味を思い出して、涙が止まりませんでした。

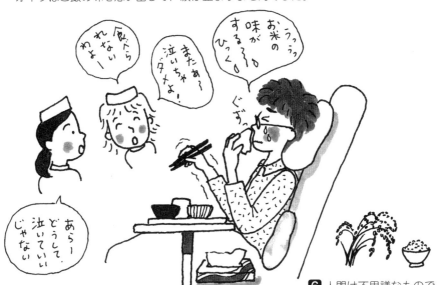

6 人間は不思議なもので、食べないでいるとお米の味さえ忘れてしまうのですね。しかし、口に含んだほんの一口が全身にしみわたるような、格別のおいしさでした。

7 病院の食事は、トロミ食、刻み食、常食といった段階があり、STの先生や管理栄養士さんと相談しながら注文することができます。違うレベルの組み合わせをお願いするなど、融通もききます。

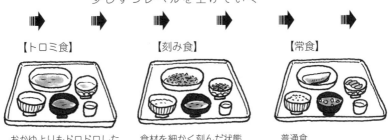

でも噛む力や飲み込む力が回復しても、"生のきゅうり"だけはいつまでもトロミ食か超刻み食でないとつらかった。人工呼吸器やステロイドの影響で口の中が荒れて、ただれていると痛いのです。

口まわりの力をつけるため、食事や飲み込みと同時に声を出す練習をしました。声帯を傷めたために、しばらくはダミ声が治りませんでしたが、遊びながらの愉快なリハを楽しみました。

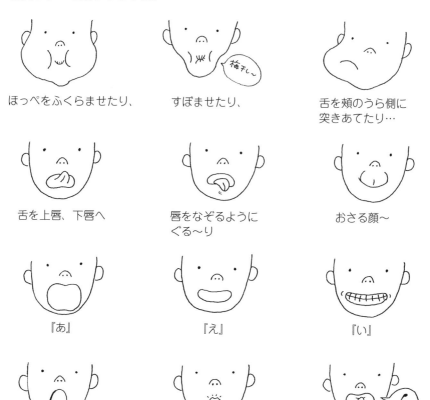

ほっぺをふくらませたり、　すぼませたり、　舌を頬のうら側に突きあてたり…

舌を上唇、下唇へ　唇をなぞるようにぐる〜り　おさる顔〜

『あ』　『え』　『い』

『お』　『う』　舌の先で上あごを鳴らす

そのほか、『カカカカカカカ』（のどの奥に力が要る）
　　　　　『タタタタタタタ』（舌の先を上あごにつける）
　　　　　『パパパパパパパ』（唇と唇をぶつける）などなど。

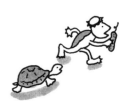

さらには、早口ことば
『カッパと亀がかけ事してカチカチ山を駆け上がり、カッパは途中で脚気にかかり葛根湯を飲んでいた。亀は構わずカッカカッカ駆け上がってかけ物をみんな勝ち取った』
　（カ行）
『のっぴきならぬ便秘も大っぴらの話とはハッピーなヘッポコ野郎』（パ・パ行）

リハビリテーション3【理学療法】
Physical Therapy：PT

障害の回復や予防を目的に行われる療法で、基本動作練習や歩行練習といった運動療法と、物理療法、日常生活動作練習などが、個々の患者に合った方法で選択されます。

骨や筋肉の疾患や脳卒中などが対象となることが多く、MGの場合は、練習するほど回復するとか病気そのものを治すことにはなりませんが、手術後や寝たきり状態になった後など、機能回復のために行うことがあります。

1 寝たきりだった体を先生が確認しながら動かすことからスタート。先生が腕や足を持ってさまざまな方向へ体を動かしたり、先生が力を入れるのとは反対の方向に、オイラが力をかけるなどの練習です。

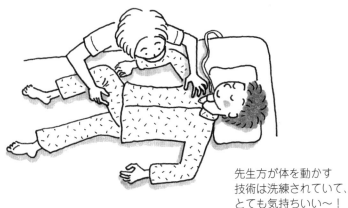

先生方が体を動かす技術は洗練されていて、とても気持ちいい〜！丸3週間寝たきりでいたオイラにとって、このリハビリはとてもありがたいものでした。

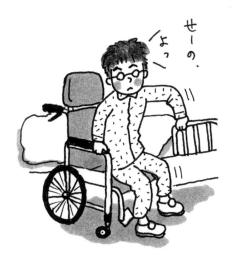

2 電動ベッドの助けも借りて上体を起こせるようになったら、ベッドから車椅子への移乗に挑戦。こうした動作は、自分がかつて老人ホームの職員で介助する側でした。どう動いたらよいかわかるせいか、難なくクリア。

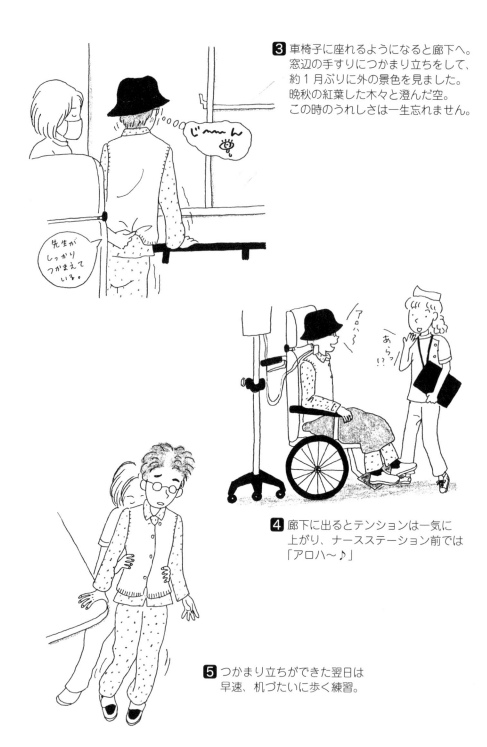

6 歩行器を使って
歩いたり…

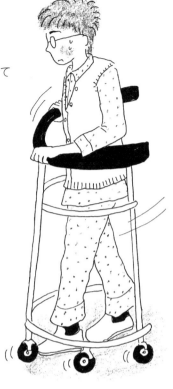

7 バーをつたって
前向きや後ろ向きに
歩いたり、
ボールも使って
太ももやふくらはぎを
鍛えたり

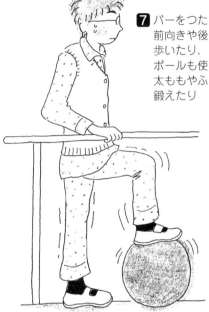

8 最後の難関は、階段の昇降。
普通は歩けるようになれば退院ですが、
我が家は集合住宅の4階で
エレベーターもないため、
階段が昇れなければ帰れません。
4階に上がれるようになるまで、
先生が根気よくつきあってくれました。

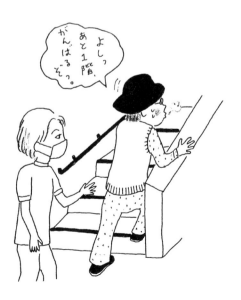

よしっ
あと1階
がんばる
ぞっ。

9 しかし、最も歩く練習になったのは
病棟にいた患者さんのおかげ…？
認知症のあるおじいさんが、
転倒したり迷子になってしまうのが
心配になったオイラ。

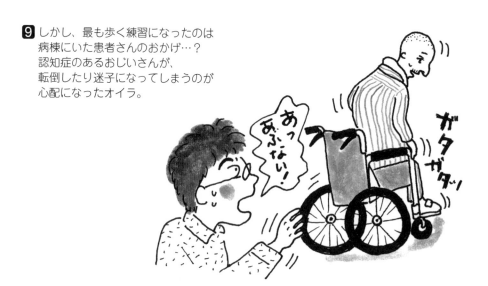

10 車椅子を押すのは結構力が要るものですが、
歩行器のようにしてすっかり体重をのせながら、
一緒に長い廊下を散歩しました。
おかげでずいぶん、早いペースで
歩けるようになった気がします。

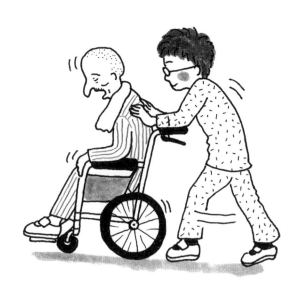

リハビリテーション 4 【作業療法】
Occupational Therapy : OT

基本能力（運動機能・精神機能）、応用能力（食事や着替えなど生活で行われる活動）、社会生活適応能力（地域活動への参加・就学就労準備など）の維持・改善を目的とした療法。日常生活の諸動作や仕事・遊びなど、人が人として生きていくのに必要なあらゆる活動を含む「こころ」と「からだ」のリハビリテーションです。

1 初めのうちは"PT"と同様、ベッドに横たわったまま先生が腕や肩をまわしたり、足や腰の向きを変えたり。

寝返りなどの基本動作や筋力を確認することから始まりました。

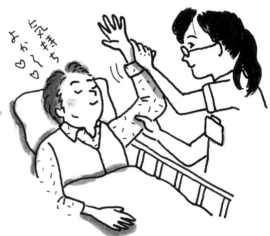

2 体を起こせるようになると、例えば、食事をする際のテーブルの高さを調整したり、かなり細々したことを一緒に検討。

3 たったこれだけのことが実はとても大切で、患者が無理をせずに自分で食事をとったり、食事以外の作業の可能性も広がることにつながるのです。

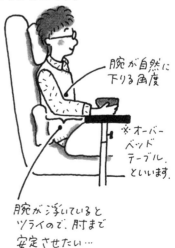

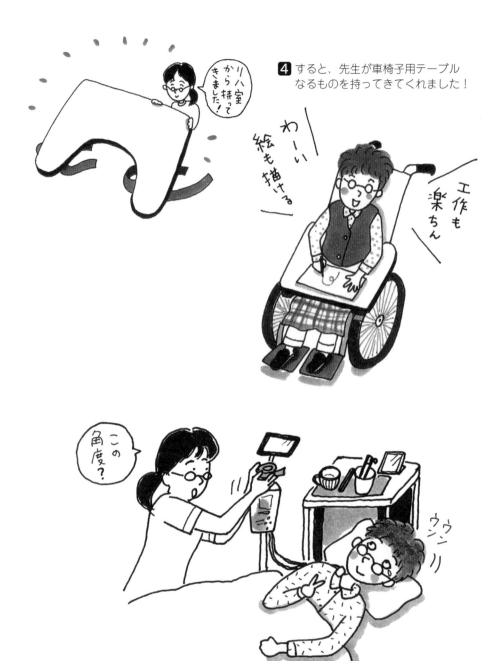

4 すると、先生が車椅子用テーブルなるものを持ってきてくれました！

5 さらに、寝たきりで何がどこにあるかわからずイライラをつのらせていたのを先生が察して、小さな鏡を用意。
これを点滴をつるしているバーに固定して、テレビの上や頭上にある物が見えるようにしてくれたのです！

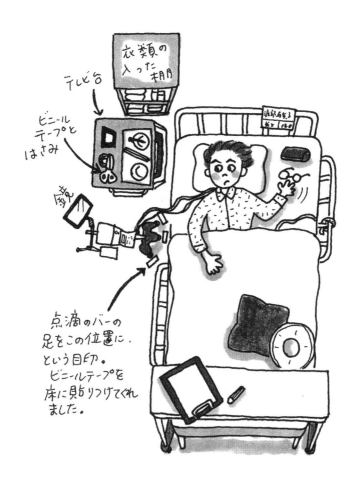

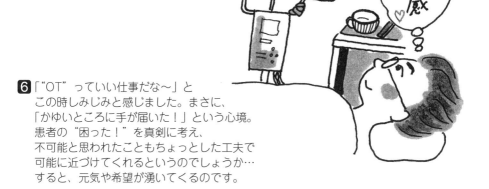

6 「"OT"っていい仕事だな〜」と
この時しみじみと感じました。まさに、
「かゆいところに手が届いた！」という心境。
患者の"困った！"を真剣に考え、
不可能と思われたこともちょっとした工夫で
可能に近づけてくれるというのでしょうか…
すると、元気や希望が湧いてくるのです。

7 この頃新しくなった病院のリハビリ室はとても快適。
ここで初めて背もたれ付きの洋式トイレを見た時の
うれしかったこと。

身障者用のトイレは街中で目にするように
なりましたが、背中がよりかかれるように
作られているのは、まだ少ない気がします。
MGのように上体の筋力がない病気や、
妊婦さん、高齢者も助かるのでは…

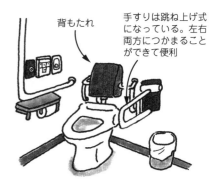

8 リハ室では浴室にも驚きました！
ボタン操作で浴槽の高さ
（というよりも、床の高さ）が変わるのです。
浴槽に楽に入ることができます。

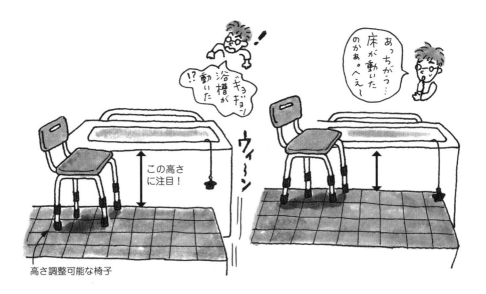

家庭では、すのこを入れて床を底上げするとか、
椅子の高さを調整してみると良いですね。

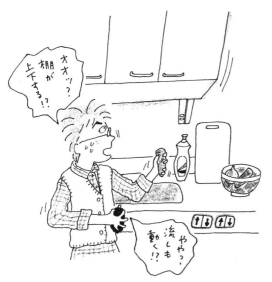

9 退院も見えてきた頃、"調理"の練習をした時は…動く台所にビックリ!!

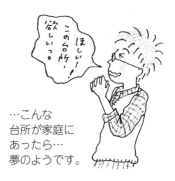

…こんな台所が家庭にあったら…夢のようです。

10 料理・そうじ・洗濯・買い物といった、家庭生活で必要になる一連の作業をひととおりやらせてもらい、少しずつ自信をとり戻して、退院を迎えたのでした。

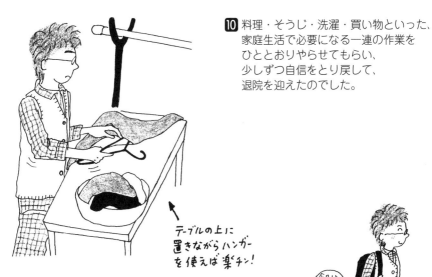

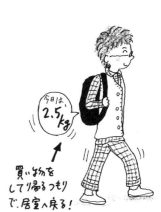

リハビリテーション番外編
あったらいいなTherapy

寝たきりで口もきけない、食事も入浴もできないという状態が続く中で思ったのは、そういう患者にこそ何らかのリハビリ、セラピーが必要ではないか？　ということでした。

1 例えば…
芸術療法（美術療法・音楽療法）
ICUの天井に絵画があったりゆったりした映像が見られたり、音楽が聴けたらどんなにいいかなあ。

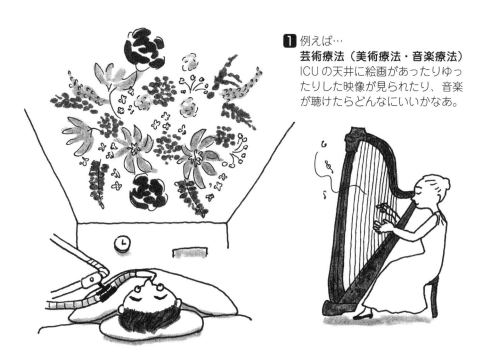

2 オイラの場合は、目も見え、耳も聞こえ、意識もはっきりしている中で、身体的苦痛や恐怖心を抱えたまま天井を見続ける…といった具合でしたが、そうした緊張をほぐす何かがあれば、治療に臨む気持ちのありようも違うのではないかしら…人によって絵や音楽は好みが違うけど、こういう療法の専門家が病院に常駐したら、とてもうれしい。人手の少ない日本の医療現場では無理でしょうか？

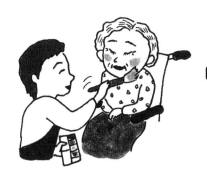

3 美容療法
顔に傷を負ったり、病で顔色が良くない女性がプロのメイクを受けて心が明るくなり、外出する気が起きたといった話も聞きます。老人ホームなどでも近年注目されるようになってきて、高齢者のやる気を引き出すきっかけになっているとか。
「見た目が変わる」ってたしかに大事です。

4 寝たきりだったオイラも、面会に来てくれた友人が足の爪に"ペディキュア"を塗ってくれた後、心がパアーっと華やぎました。みすぼらしく感じていた自分の気持ちが和らいだのです（先生の回診で、顔色や爪の色を診てもらう必要があるので、足の爪にとどめました）。
また別の友人は、人工呼吸器などが外れたあと、洗髪をしてくれました。

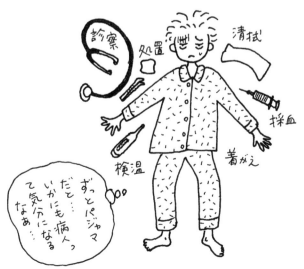

水を使わず汚れを落とせるドライシャンプー。寝たきりには重宝！

5 先生や看護師さんが治療や処置を施しやすいように、前開きでゆったりとした洗いやすい衣服を着ている必要はあると思います。しかし、入院患者がずっとパジャマを着ているというのも、実は少し抵抗感があるオイラ。

外来病棟にも行くし、面会などたくさん人が出入りする病院はやはり公共の場なので、少し恥ずかしい。
医療者側の意識だけでなく、患者自身が、自分は人目にさらされていると意識し、身なりを整えるようにすることも大切だと思います。

6 人間は社会的な生き物。病気や障害があってもおしゃれがしたい、美しくありたいと願う気持ちは変わらないと思います。
しかしいわゆる「介護服」って、いかにもお年寄り〜という雰囲気のデザインしか出回っていなかったりして…着やすいものを探すのは大変でした。

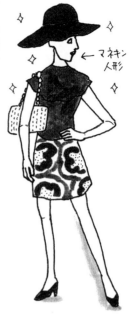

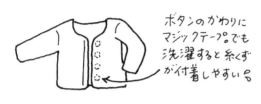

7 そういえば、80年代に流行した袖まわりの太いダボっとしたファッション、あんなのがまた流行らないかなあと切望していたら…
「ドルマンスリーブ」が流行してうれしかった！

8 意外とよくできているのが和服。帯をきっちり締めて着るのは無理だけど、羽織や半纏、浴衣のような衣服は病人にやさしいのですね。

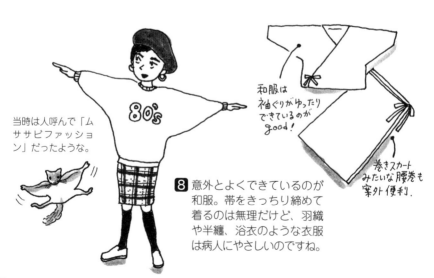

```
治療 1
抗コリンエステラーゼ薬
```

1章で述べたように、患者に何らかの胸腺異常が認められる場合、治療法としてあげられるのは"胸腺摘除"ですが、治療の主力はお薬。"抗コリンエステラーゼ薬"は、病気を治すための薬ではありませんが、一時的に症状を抑える特効薬と言ってよいでしょう。

1 抗コリンエステラーゼ薬とは、簡単に言うと「筋肉の収縮を一時的に助けるお薬」。病気の原因をとりのぞく"根治療法"ではありません。
持続時間が短く体内に蓄積しにくいため、用いられることが多いですが、あくまでも自覚症状を一時的に和らげるための"対症療法"です。
「ポパイのほうれん草」と言ったらわかりやすいかな…？

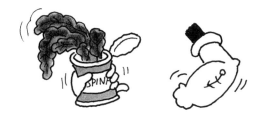

2 再び神経末端部の図、登場。神経の末端部からは、アセチルコリン（ACh）を仲立ちにして筋肉に刺激を伝えていますが、AChは次々と分解されてしまいます。
ならば…

3 AChを分解する酵素の働きを抑えて、AChが長く働きかけるようにするのが"抗コリンエステラーゼ薬"。筋肉に刺激が伝わりにくくなっているところを補おうというわけです。

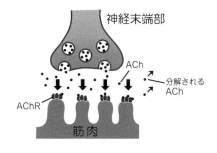
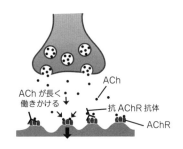

ACh…アセチルコリン　AChR…アセチルコリン受容体　抗AChR抗体…抗アセチルコリン受容体抗体

4 薬の効用が持続する時間は
メスチノン（1錠60mg）で3〜4時間、
マイテラーゼ（1錠10mg）で4〜8時間。
自分の状態に合わせて効果的に服用します。
メスチノンを服用したオイラの場合——

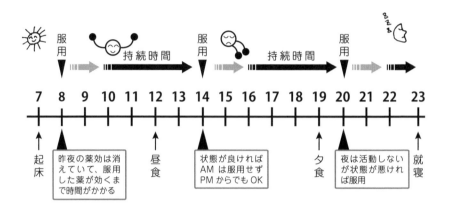

5 薬に対する警戒心の強い
オイラが初めて飲む時は
おそるおそるでしたが——

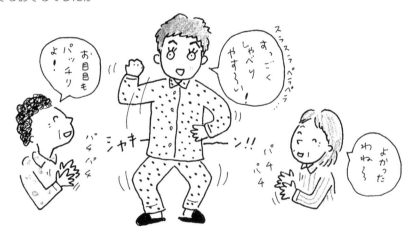

ウソのように体に力が入り、
会話や食事が楽になったので
ビックリ!! 入院中、同室だっ
た方たちは、オイラの病気が
治ったかのように喜びました。

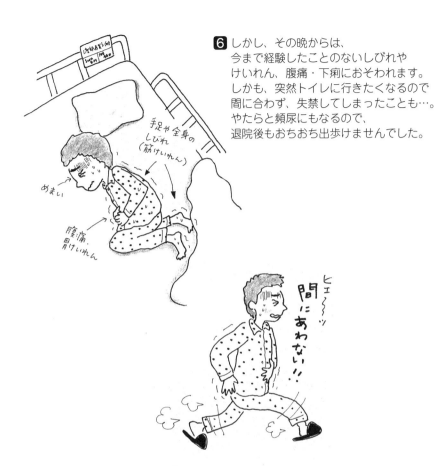

6 しかし、その晩からは、今まで経験したことのないしびれやけいれん、腹痛・下痢におそわれます。しかも、突然トイレに行きたくなるので間に合わず、失禁してしまったことも…。やたらと頻尿にもなるので、退院後もおちおち出歩けませんでした。

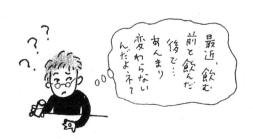

7 しだいに副作用は軽くなりましたが、オイラは2～3年飲み続けるうちに薬の効き目も弱くなってきたような…

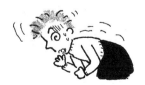

8 服用の目安は1日に3錠まで。4錠以上服用する時は医師の許可が必要。過剰に投与すると、クリーゼを引き起こす場合があるのです!!!

治療2　ステロイド治療
副腎皮質ホルモンの化学合成薬

免疫システムの異常を抑えるための薬で、現在の治療の柱となっています。

しかし、薬に対する警戒心が必要以上に強かったオイラは、この治療を始めるまでにずいぶん抵抗して、MGをこじらせてしまいました。

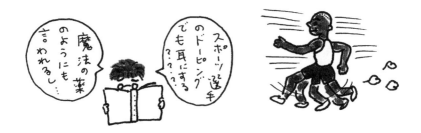

1 というのも、発病前のオイラは病院嫌いの薬嫌い。無農薬のお米や野菜を作る仲間に囲まれて、自然治癒力一辺倒の暮らしをしていました。アトピー性皮膚炎の友人が、ステロイドを止めたくても止められずに苦労した話を聞いたり、「ホルモン剤は危ないのでは？」という周囲の見方もあり、副作用の話など、ステロイドについての弊害を多く耳にしてしまっていたのです。

2 ではステロイドホルモンとはいったいどんなものなのでしょう——？
本来"ステロイド"とは、ステロイド骨格という化学構造を持つ物質すべてを指すそうです。治療の中で用いられる"ステロイド"とは、副腎皮質ステロイドホルモン（糖質コルチコイド）のことをいいます。

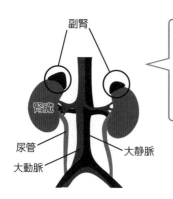

副腎
左右の腎臓の上にある小さな内分泌腺。ここから分泌される"副腎皮質ホルモン"を化学的に合成したものを"ステロイド剤"という。

3 治療に使うステロイドは、その炎症や免疫を抑える作用を利用したもので、簡単な痒みからがんにいたるまで、適応症は無数にあります。
特に関節リウマチやその他の膠原病、自己免疫疾患、アレルギー性疾患、血液障害などに多く使用されます。

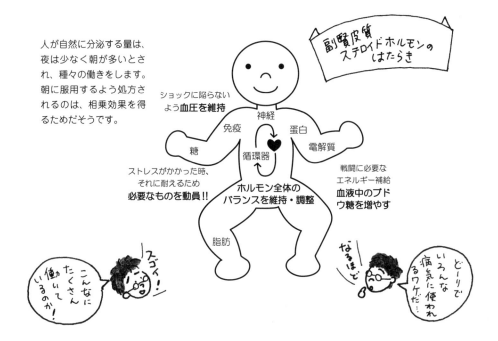

4 自己免疫疾患のMGにおいては、症状の原因となっている"自己抗体"の産生を抑えようというのがその目的になります。
間違った免疫反応が起こり、自身の体の一部を攻撃する抗体を作っている病気なので、免疫力が働かないように薬を投与し、免疫反応の暴走をストップさせようというわけです。

5 そうは言っても、免疫反応を0に戻すようにリセットすることはできません。1度憶えた免疫の記憶というのは、なかなか消えないのでしょう。難病に自己免疫疾患が多い理由は、そこもかもしれません。

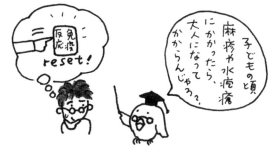

❻ しかしステロイドホルモン薬は、炎症や免疫反応を抑えると同時に、体全体の免疫力・抵抗力も落とすことになります。薬の効果が強力な分、さまざまな副作用があるのも事実。中には、効果があまり得られず重い副作用で苦しむ人もいたり、別の病気を併発することもあると聞いて、ものすごく躊躇してしまいました。

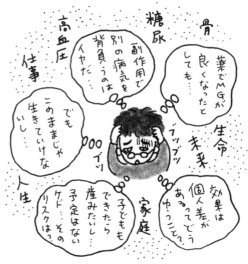

❼ 結局クリーゼに至り、点滴で多量投与するステロイドパルス療法を受けることになったのですが、経口薬の治療は退院後も避けていました。しかし、あれよあれよと症状が出てきて、抗体価も逆戻りを始めます。

❽ 主治医からもステロイド治療を強く勧められるようになりましたが、2か月にわたりギリギリまで考えました。今思えば「考えすぎ！」。でも、治療方針を理解し納得したうえで「心を決めて、しっかり治療する」ということ自体は、大事なことだと思います。

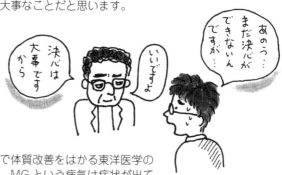

❾ この頃は、食事療法や運動などで体質改善をはかる東洋医学の医院も訪ねてみました。しかし、MGという病気は症状が出てきたら、食事はおろか水も飲み込むのがやっと。体質改善をはかるような類の病気ではなく、ある程度動けないと実践できない療法を、試すことさえできませんでした。

…というわけで、発病3年後にして心を決めたオイラはレアなケース？　ここからようやく、気長に臨む実践治療の日々、MGとのガマン比べが始まったのかもしれません。

ステロイドの処方例

投与し始めの1～2週間は一時的に症状が悪化することもあるので、少量から始めるのが通常の処方。患者それぞれの体重に合わせて最大量まで増量し、ある期間継続した後、徐々に減らしていきます。

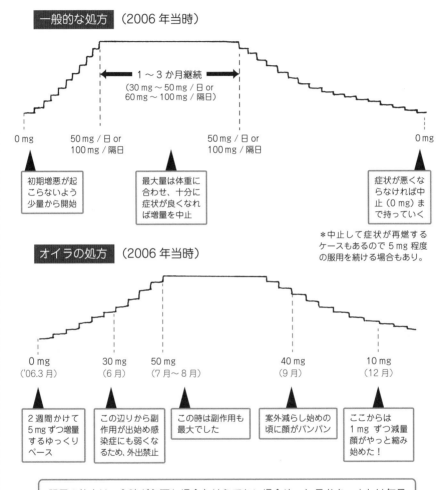

服用の仕方は、入院が必要な場合とそうでない場合や、1日おき、または毎日服用するかなど、患者の状態や医師によっても方針が違うようです。胸腺腫の手術を行う前に、ステロイド治療で十分症状を抑えてから施術したり、MGと診断されたらすぐに始める場合もあると聞きます。いずれにしても細心の注意を払い、医師の処方に従いながら、症状が治まって落ち着くまで時間をかけて治療を行います。

ステロイドの主な副作用

ステロイドの副作用には個人差がありますが、ナンバー1は、何といってもムーンフェイス。いずれ治まりますがパッと見ただけでは丸顔のおデブ、「顔色もいいし、調子よさそう」なんて言われたりして、この時期は、人前に出るのがイヤなんですよね。
そのほか、私は毛深くなったり皮膚にブツブツが出たり、MGの症状とはまた別の脱力感・疲労感といった副作用が出ました。
それにしても、あの食欲亢進は不思議。食べても食べてもおなかが空く感じでした。

1 ムーンフェイス
（満月様顔貌）

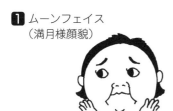

2 野牛肩/体重増加
（中心性肥満といい、胴まわりを中心に脂肪がつく）

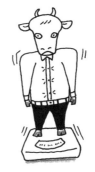

3 浮腫み

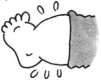

4 多毛・脱毛

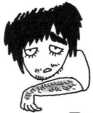
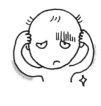

5 紫斑・かゆみ・色素沈着

6 悪心・嘔吐・胸やけ、胃痛・腹部膨張感、下痢など

7 食欲亢進・食欲不振

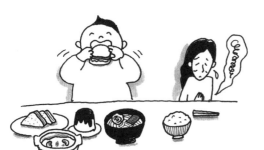

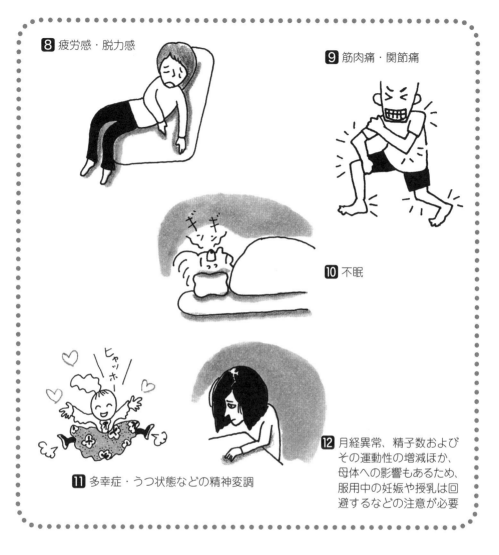

重大な副作用では…

誰もがなるわけではありませんが、長期間飲み続けることでリスクが高まる重大な副作用もあります。1. 感染症の誘発とその増悪、2. 骨粗しょう症/骨頭壊死、3. 胃潰瘍、十二指腸潰瘍、消化管出血、4. 白内障/緑内障、5. 糖尿病など。どれもみんななりたくない、イヤな病気ですが、例えば骨粗しょう症を予防するための薬も併用したり、定期的に血液検査をしながら慎重に治療していきます。また、感染症にかからないよう手洗いうがいやマスクをしたり、自分でできる注意を十分払いながら生活していくことが肝要になります。

イレギュラーな副作用

よくあらわれる副作用のほかに、時々「これも？」というような副作用が出ることがあります。オイラの場合、服用量がどんどん増えている頃に「尿路結石」という形で現れました。

1 尿管の長い男性に多いと言われる尿路結石。「七転八倒」するような痛みと聞きますが、そこまで激しくはなかったものの、椅子から立ち上がったり、腰を掛けたり、姿勢を変える時に痛みを感じるようになりました。寝返りをうつこともつらくて眠ることさえ苦痛なのです。

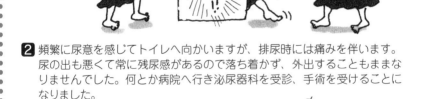

2 頻繁に尿意を感じてトイレへ向かいますが、排尿時には痛みを伴います。尿の出も悪くて常に残尿感があるので落ち着かず、外出することもままなりませんでした。何とか病院へ行き泌尿器科を受診、手術を受けることになりました。

3 術法は"リソクラスト（結石破砕術）"という、チューブの先にピンセットのようなものがついた器具を尿道へ入れ、石を砕いてから取り出すというものでした。部分麻酔での手術は全身麻酔と違って、モニターで手術の様子が見られるのは面白かったけど…

4 「お母さんが赤ちゃんを産むときのような姿勢でオペします」と説明を受けたものの、足をおっぴろげて臨まなければならないこのオペ、乙女なら誰でも耐えがたいものでしょう…。それに、麻酔がかかっているとはいえ、おなかを押されたり突かれたりという感覚はわかります。まったく痛くないというわけではなく、やはり落ち着かないものなのですね。

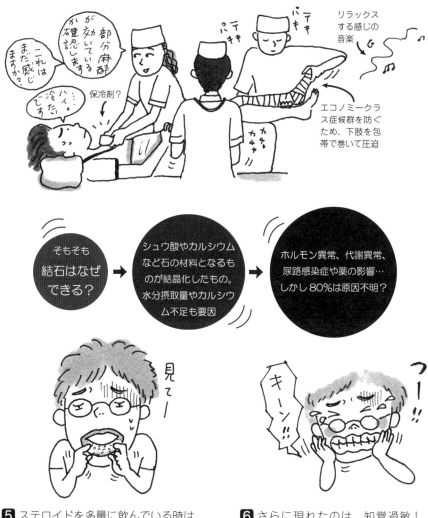

5 ステロイドを多量に飲んでいる時は口の中の粘膜もボロボロになりました。唇をめくると、裏側の皮が白くむけてはがれているのです。

6 さらに現れたのは、知覚過敏！少しでも冷たいものが口に入ると歯にキーンとしみる痛さなのです。常温の水も冷たくて水道水も使えませんでした。

7 しかし、結石にしろ知覚過敏にしろ、主治医の先生は当初、副作用なのか首を傾げていました。「統計上ではあがってきていないですねえ」「知覚過敏は歯周病じゃない？」と半信半疑な様子。オイラは「自己免疫疾患や膠原病で行うステロイド治療の現場では、他の副作用のほうが目立っていて、これが薬の副作用と報告されていないだけでは…？」と疑問に思っていました。

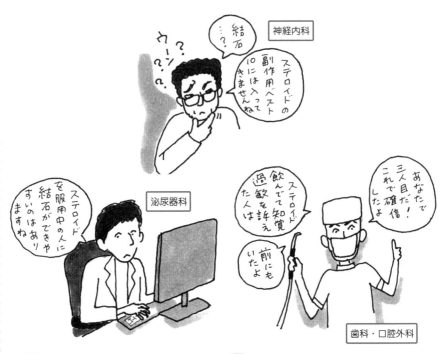

8 一方、泌尿器科へ行くとアッサリ「ああ、ステロイド飲んでる人は結石ができやすいです」と言われ拍子抜け。ホルモン異常や代謝異常が原因するともいわれているので、大いに関係しそうです。

9 歯科では「ステロイドを飲んでいるという人が知覚過敏を訴えてきたことが過去にもあったけど、これで確信した」と先生に言われました。知覚過敏は薬の服用量が減るに従いスッと治まったので、やはり単なる歯周病ではないのでは、と思います。

10 尿路結石の術後は嘘のように楽になり、3日で退院できました。この時思ったのは、ステロイドの多量服用中は、患者自身も食べるものに相当気をつけなければならないということと、別々の診療科での情報がもっと共有されたらいいな…ということでした。

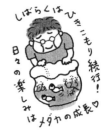

ステロイド治療と抗体価の推移

副作用もありましたが、服用を始めてからは確実に自己抗体（抗アセチルコリンレセプター抗体）の数値も下がっていき、自覚症状も減っていきました。

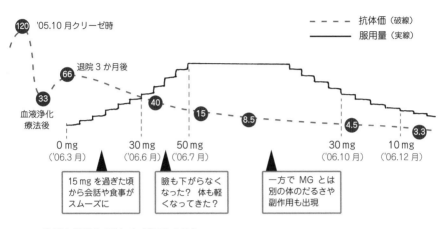

*数値は"個数"ではなく、"濃度"を示す

> 抗体の数値と状態は人によってまったく違うため、単純に比較できるものではありません。また、数値と表面に現れている症状は、必ずしも一致はしないといいます。しかし、私の場合はたいてい抗体価と症状が比例していることが多く、クリーゼの時は記録上最大、症状が治まってきたなと思う頃はやはり抗体価も下がっていました。自分としては、症状と抗体価と薬の効果が比較的一致したわかりやすい患者だと思っています。

これはあくまでも私自身の処方と推移であって、他の方にも同じようにあてはまるとは言えません。ただ、このような治療を適切に行って効果が得られれば、クリーゼに至ることもそうあることではありません。また、脳神経内科の専門医がいて十分な医療体制がとれている状況であれば、クリーゼで亡くなってしまうということも、滅多にあることではないと思います。

近年では、ステロイドを多量に用いる前に早期に免疫抑制剤を併用するなど、ステロイドの処方も変わってきているようです。医学は日進月歩、絶え間なく研究が行われて進歩していることを、この10年でも感じています。

治療3　免疫抑制剤

ステロイドで十分な効果が得られなかった場合や、副作用により使用が困難な場合に用いられるお薬。近年ではステロイドの副作用を軽くするため、早い段階で免疫抑制剤を併用するそうです。

臓器移植の際の拒絶反応を抑制するために研究開発が進められた薬剤と聞きますが、免疫反応を抑える作用から、重症筋無力症のような自己免疫疾患にも適応されるようになりました。ステロイド治療で十分な効果は得られたものの、中止して間もなく症状が再燃してしまったオイラも、2009年から免疫抑制剤を飲んでいます。

免疫抑制剤の副作用について

免疫抑制剤は、病原菌などに対抗するための免疫システムを抑えるため、感染症の悪化を招いたり、悪性新生物の拡大を抑えられなくなるなどの可能性もあります。体調の異変や不調を感じたら、迅速・正確に医師に伝えることが大切です。
以前は妊娠出産についても安全性が確認されていないことから"禁忌"とされていた薬だったので、個人的には、ステロイドと同様に悩みながら服用を開始しました。しかし「流産や奇形の自然発生率を超えない」という研究もあり、2017年に「必要であれば妊娠中でも使用が認められる」というガイドラインが報告されました。オイラはすでに年齢を重ねてしまいましたが…これはうれしいニュースでした。

その他の治療法

オイラは受けたことがない治療ですが、ご紹介します。

● 免疫グロブリン静注療法

血液浄化療法と同様に、重症筋無力症が急に悪化した場合（急性増悪）に有効な治療法。免疫グロブリンとは、いわゆる「抗体」の役割を持つタンパク質の総称で、点滴で処方するのが一般的とのこと。血液浄化療法よりも体への負担が少ないので、子どもや高齢者、全身に重い合併症のある患者にも使いやすいということです。

● 補体阻害薬

2017年から重症筋無力症患者への使用が可能になった薬剤で、抗アセチルコリン受容体抗体が陽性かつ全身型の患者に有効とされます。複数の治療法でも効果が見られなかったり、副作用などから治療が続けられなかった場合に使用が認められるそうです。補体とは、体がもともと持っている免疫システムの1つですが、抗アセチルコリン受容体抗体がアセチルコリン受容体を破壊する時には、破壊に必要な介添役となってしまいます。これが活性化すると最終的に神経と筋肉のつなぎ目を破壊してしまうため、この活動を止めることで症状を改善しようとするのが補体阻害薬です。使用中は髄膜炎菌など特定の細菌に感染しやすくなる可能性があるため、治療開始前にワクチンの接種が必要であったり、副作用もあるので注意深く治療します。

治療によって回復したら…

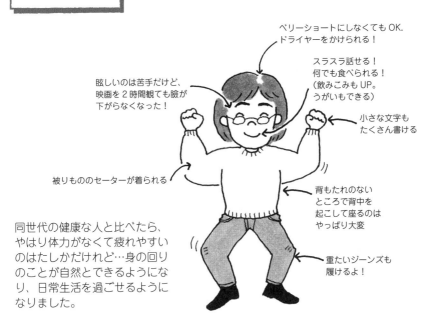

- ベリーショートにしなくても OK.ドライヤーをかけられる！
- スラスラ話せる！何でも食べられる！（飲みこみも UP。うがいもできる）
- 眩しいのは苦手だけど、映画を2時間観ても瞼が下がらなくなった！
- 小さな文字もたくさん書ける
- 被りもののセーターが着られる
- 背もたれのないところで背中を起こして座るのはやっぱり大変
- 重たいジーンズも履けるよ！

同世代の健康な人と比べたら、やはり体力がなくて疲れやすいのはたしかだけれど…身の回りのことが自然とできるようになり、日常生活を過ごせるようになりました。

日常生活の大切さ

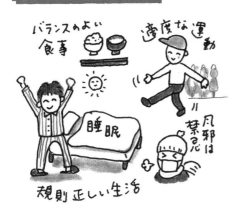

いずれにしても大切なのは、過労や過度のストレスを避け、感染症などにかからないよう、健康管理に留意すること。翌日に疲れが残るような運動はできませんが、散歩程度の運動をしたり、規則正しい生活を送って良い状態を維持することだと思います。

また、睡眠導入剤や風邪薬などには、筋弛緩作用の強いMGの症状を悪化させる"禁忌"の薬もあるので、他の病気の治療をする時も、主治医との相談・確認が必要です。

お医者さんとお薬と、周囲の環境、そして自分自身といった車の車輪がうまくまわってこそ、病気を良くしていけるのでしょう。

胸腺腫の再発・再々発!?
その後のとほほ話

重症筋無力症になったばかりの患者仲間には、心配させるので描くのがためらわれますが、そんな患者さんこそ知りたい情報でしょうか。最初の胸腺摘出手術から、11年が経過した2014年秋と、さらに3年後の2017年末に、胸腺腫が再発したお話です。

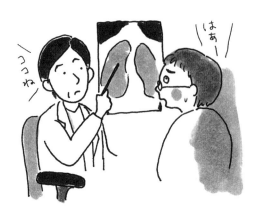

1 2014年は、職場の健康診断のX線画像で見つかりました。見つけてくれた先生に感謝。最初に手術した病院から転院していたせいか、思えば胸腺腫については、定期的なCT検査等をしていませんでした。
それにしてもこの時、腫瘍に関しては痛いとか苦しいなどの自覚症状もなく、MGの症状も落ち着いていたので、意外でした。

2 その年の12月に開胸術で摘除することになりましたが、心臓の上にのるように3つ腫瘍があったことが判明。呼吸器外科と心臓外科の先生で施術してくださって手術は無事に成功しました。ただ、出血が多かったので輸血も経験。目が覚めたら寒いのなんの!
しかし術後2日目からは呼吸も落ち着き、体も起こして歩くことができました。

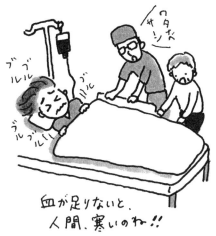

血が足りないと、人間、寒いのね!!

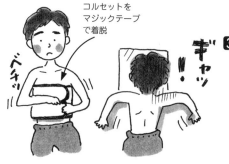

コルセットをマジックテープで着脱

3 それにしても開胸術は胸のど真ん中に30センチほどの大きな傷ができるので、入浴の際は鏡に映った自分を見るたび驚くのです。深呼吸や寝返りができず、くしゃみをすると激痛!
胸骨も切っているので、当面はコルセットを巻いて過ごしました。冬でよかった、夏なら汗疹ができちゃう!

4 幸い、転移などはしていませんでしたが、術後は1～2か月かけて、放射線治療も行いました。治療そのものは痛くも痒くもなく、寝ているだけ。「これで放射線が出ているの?」というくらい何も感じません。

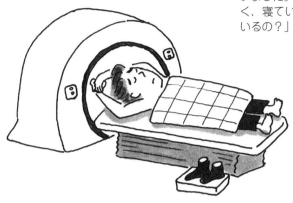

5 ただ、照射する前に技師さんに太マジックで印をつけられるのですが、これがまるで子どもの落書きのようにグルグル描かれるのがとほほ！
この印でどうしてピンポイント照射できるの？

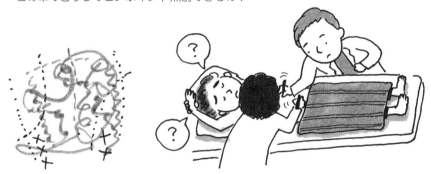

6 重点的に照射したのが胸の中心だったので、治療が進むにつれて食道炎の副作用が出ました。食べ物や飲み物が胸のあたりを通る時にイデデ！熱いお茶や味噌汁、カレーなど香辛料の入った刺激物、固いものは無理なので、ぬるい物をよく噛んでゆっくり飲み込むしかありません。

でも、これまでMGの症状で喉の力が弱って「飲み込めない」ことのほうがずっと恐怖でしたから、それに比べれば平気！　という感じ…
しかし副作用には個人差があるので、人それぞれと思います。

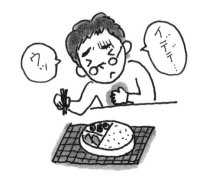

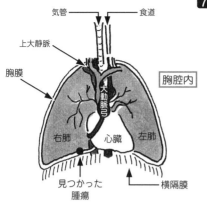

7 次の「とほほ」が訪れたのは、2017年12月、病院の定期検査。CT画像に出現した横隔膜付近のアヤシイ影は、PET検査で腫瘍とわかり、2018年2月に3度目の手術を施行。

今回は小さな腫瘍だったので内視鏡術でしたが、「術中温熱化学療法」も施行しました。摘出後、術中の麻酔が効いている間に胸腔内に抗がん剤をめぐらせる治療です。
「胸腺播種」と言って、腫瘍の小さな細胞が、種を播くように胸腔内に残っていることを懸念しての治療でした。

8 2度の再発には「またか〜」とガックリはしましたが、そこまで不安にかられることもなく、落ち着いて治療に臨むことができた気がします。胸腺腫が早く転移したりする類のものではなく、手術できる状態だったことや、MGの症状のほうは落ち着いていて、体の状態が悪くなかったこと、発病から10年以上が過ぎ、症状の再燃や、入院、再治療に慣れてしまっていた、ということもあります。

9 しかし、何よりも自分に「帰る場所」があった、「仕事」や「居場所」があったということが大きかったと言えます。
休んでも「戻ってきて」と言ってくれる人がいること、自分の役目があること、帰りたい場所があることが、気持ちを安定させ自身の支えになると実感。
幸い無事に回復し、仕事にも早く復帰できました。

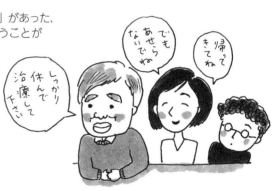

胸腺腫の再発について

3度にわたる胸腺腫の手術や再発に、疑問や不安を感じる人もいると思います。「1度目の手術で内視鏡だったのが良くなかったのでは？」とか、「2度目の手術後に放射線治療もしたのになぜまた？」など。先生によると、残念ながら胸腺腫は「良性」と「悪性」の区別がつきにくく、ほぼ悪性と考えてよいとのこと。内視鏡術、開胸術、いずれも手術で取れるのは肉眼でわかる範囲で、摘除しても長い年月をかけて出てくることがあるそうです。放射線治療はピンポイントで患部に照射する治療なので、施行した治療に「効果がなかった」と考える必要はないのだとか。「とほほ」ではありますが、検査を怠らずにやっていくしかないですね。

> **現在のオイラ**
> とほほでもOK！

さて現在は、大学の研究機関で職員として働き始めて8年目になりました。最初の頃こそ、電車やバスの通勤で疲れてしまったり、仕事に慣れるまで緊張したり、イラストの仕事と両立がうまくできず、調子を崩したこともありました。

しかし数年前から研究所の仕事がメインとなり、毎日勤務するようになって、むしろ体調も安定しました。

1 仕事場では、ハイバックチェアで楽な体勢を整え、肘のせテーブルを持ち込み、居室の電気は基本的に半分だけつけて眩しくないようにしたりと、配慮を得て、お仕事ができています。

光を頼りに暮らしている目の不自由な方から考えたら、暗いのはツライかもしれませんね。それぞれに合った配慮をすることで、多様な人が無理なく働けるようになるのではないかな。

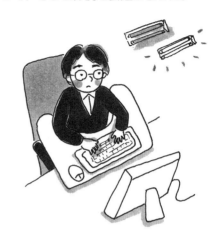

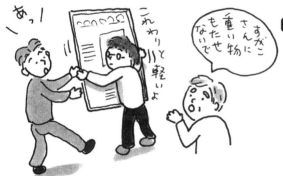

2 仕事内容は、研究プロジェクトのニュースレター制作や、イベントの裏方、HPの管理など。

イラストや文字をあつかう広報業務なので、やってきたことを活かせる仕事です。体を動かすこともありますが、周りの方に助けてもらいながら、何とかやっています。

3 仕事をしていて良いのは、自分以外の困っている誰かを助けたいと思ったり、夢中になれること。

役立っているかどうかはわかりませんが、誰かの「役に立ちたい」と思うと、自分の病気も忘れるというか、病気を持っている自分も活かせる気がしています。そうきっと、病気の経験も活かせているはず…。

「とほほでもオーケー！」と胸を張りたいものです。

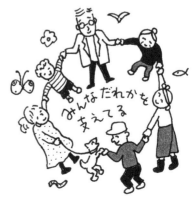

めざせ、元気な病人・幸せな難病患者

　どんな病気であっても、病気にかかって「うれしい」と人が言うのは聞いたことがありません。歳をとれば、誰でも何かしらの病気を抱えたり、1人でできないことが増えて人のお世話になるものだと思いますが、30歳そこらで人が滅多にかからない病気にかかるというのは、やはり不幸の1つと言えるでしょう。ましてや原因不明で治療法が確立されていないとか、現代医療では完治は望めないとか。人生設計なんて大それたものはないけれど、若いうちに病気にかかることを計算に入れて過ごしてきたわけではないので、急に動けなくなって方向転換を迫られるというのはキツイ。生活習慣病でもないというし後悔しても仕方がないけれど、これからどうやって生きていくのかいけるのか、途方に暮れる日々を過ごしました。

　しかし、私は発病してすぐさま自分を不幸だと感じたわけでもありませんでした。むしろ、退院して少し経った頃……？　急に退職を迫られたり、さまざまな手続きで疲弊したり、町や地域が元気な青壮年を中心に作られていることにあらためて気づき、自分の居場所がないと感じたり、病気のことをよく知らない人から心ない言動を受けたり、それまでの親しい友人とも大きなギャップを感じたり。

　重症筋無力症の場合、例えば、噛んだり飲みこんだりといった力が入らないことで、食事さえ苦痛や恐怖になってしまうことや、しゃべりにくくて会話が続かないとか、腕がだるい、体が重い、そういった身体的な障害から感じる苦痛はもちろんあります。しかし、そこから二次的に起こってくること（私は「二次障害」と呼んでいます）、それこそが追い打ちをかけ、患者を追い込むのでは？　と思い始めました。職場で今までの仕事がこなせず肩身の狭い思いをするとか、仕事を休まなくてはならなくなり、場合によっては離職せざるをえないとか、経済的にも追い込まれるとか。あるいは家庭生活で親としての役割が果たせない、学校行事や地域活動に参加できない、気軽に食事や買い物に行くことができず、人付き合いにも気が引けるとか。そうした社会に立ちはだかる壁が"障害"なのであって、患者にとって精神的な苦痛になるのでは……。

　でも、そういった障害は取りのぞけることもあるのです。多くの人にこうした病気のことやいろんな人がいることを知ってもらって、どんなふうに困っているとか、これは道具や人の助けがあればできるとか、情報を共有し工夫をすることや、互いに想像力を働かせられれば"感じなくてすむ苦痛"もあると思っています。

そして同時に「病気って、果たしてそんなに悪いことだろうか？」「病気になった私は本当に不幸なのか？」と、疑問に感じてきました。病気があるのはたしかに"不便"だし、"不運"かもしれません。でも"不幸"というのとはちょっと違う。病を得てから、「私はなんて幸せなんだろう」と感じたことも、数えきれないほどありました。
　それは、病気にならなければ通り過ぎていたような、健康な人からすればとるに足らないような、些細な出来事かもしれません。ご飯が食べられるとか、人と会って話ができるとか、歌を歌ったり笑うことができる、外の景色を見られることに感動し、人に心配されたり応援されたり、自分が誰かの支えになれた時はこのうえない喜びを感じたり……。しんどいこともあるけれど、しかし確実に、うれしいことも何倍にもなります。失くしてしまったものや、やめてしまったこと、あきらめたこともありますが、健康だった時には見えなかったことがたくさん見えてきて、新しい世界が開けたような気もします。

　学生時代には苦手だったことに興味が湧いた、というのもプラスの１つ。例えば、私は理数系が苦手でしたが、病気になって急に"サイエンス"が身近なテーマとなったのです。身をもって重力の存在を痛感するわけで、"てこの原理"といった力学をフル活用します。体の仕組みや細胞の変化などに想像をめぐらすことも圧倒的に増えます。政治や社会にも向き合うことになるし、知りたいことも山のように増えます。病を持ったことで勉強に興味が湧くとは皮肉ですが、今からでも遅くはないか、せっかくだから面白がって勉強してみるかな、なんて思います。そう、「せっかく」「病を得た」のだから、なのです。

　こんなことばかり言っていると、「前向きね」などと言われたりしますが、私は「前向きに／頑張って／乗り越える」とか「笑顔を絶やさず」とかいう言葉が実は苦手。そんなキレイごとで蓋をしないで、と思うこともしばしばで、後ろ向きの時があったっていいし、たまには弱音を吐いたっていいじゃない、と考える弱い人間です。
　しかし、病気になることは、そんなに落ち込むことばかりでもないのです。物事というのは、そんなに一面的なものではないと思うので、私はそうした、「病気」というとついてまわる、マイナスなイメージを払拭したいと思っています。
　私は発病前と同じような健康体には戻れませんが、本当の意味の"健康"とは何だろうか？　と、ときどき思います。そして、"元気な病人""幸せな難病患者"なんてのがいても、いいじゃない？　と想像するのです。

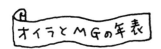
オイラとMGの年表

年月	【病気の経過】	【施行した治療】	【出来事】
2003年 5月	全身に症状が現れ重症筋無力症と診断される 合併症の胸腺腫あり	・抗コリンエステラーゼ剤の服用開始	
6月		・胸線腫の摘除術を受ける（胸腔鏡術）	「とほほ日記」の執筆を始める
9月			父が他界 仕事も失うが一人暮らしを続行
2005年 5月			実家へ引っ越し 足に火傷（8月）、次第に症状が増悪
10月	クリーゼ（呼吸困難）に陥り、緊急入院	・人工呼吸器装着 ・ステロイドパルス療法、血漿交換療法	
2006年 3月		・ステロイド剤の服用開始	
7月	薬の副作用により結石ができ、一時入院	・結石の摘出	
2007年 1月	順調に症状が治まる	・ステロイド剤の減量開始 ⇒服用中止へ	12月「重症筋無力症とほほ日記」を出版
2009年 5月	症状再燃、入院	・免疫抑制剤の服用開始	
12月		・免疫抑制剤の服用中止	新型インフルエンザの大流行
2010年 4月	けがにより体力消耗、症状が再燃し入院	・免疫抑制剤とステロイド剤の服用再開 ⇒増量後に減量	
2012年 2月	症状増悪、一時入院	・ステロイドの増量 ⇒5月に減量	研究所勤務開始
2013～14年	発病から10年経過、体調は服薬継続でほぼ安定？	・免疫抑制剤とステロイド剤を服用継続（3mg/日）	
2014年12月	検査で胸腺腫の再発が判明	・胸腺腫の摘除（開胸術）	
2015年1～2月		・放射線治療	約2週間の入院後、半日ずつの通院・通勤を経て平常勤務へ
2017年 5月	卵巣嚢胞が見つかる	ホルモン療法で経過観察	
2017年12月	検査で胸腺腫の再々発が判明		
2018年 2月		胸腺腫の摘除（胸腔鏡術）、術中温熱化学療法	約2週間の入院で仕事復帰

協力
- 全国筋無力症友の会
- 千葉 MG 茶飲み会
- JA とりで総合医療センター
- 脳神経内科千葉

重症筋無力症に関する情報・問い合わせ
　一般社団法人 全国筋無力症友の会 事務局
　〒602-8143
　京都市上京区堀川通丸太町下ル　京都社会福祉会館 4F
　京都難病連内
　tel：075（822）2691　fax：075（255）3071
　e-mail：info@mgjp.org
　URL：http://www.mgjp.org/
そのほか、NPO 法人筋無力症患者会や、日本難病・疾病団体協議会、難病情報センターなどが支援活動や情報の提供を行っています。

参考文献・ウェブサイト
- 日本神経学会：重症筋無力症診療ガイドライン 2014，南江堂，2014
- 一般社団法人　日本血液製剤機構：MG スクエア　重症筋無力症情報サイト，https://www.jbpo.or.jp/mgs/（2019 年 2 月 25 日閲覧）
- 国立研究開発法人　科学技術振興機構：特集　指定難病に立ち向かう，産学官連携ジャーナル，2018 年 4 月号

あとがき

　初版を出版させていただいてから、10 年が過ぎました。本書のあとがきを書くのは 2 度目です。
　三輪書店の方々、改訂版の刊行にあたって細やかに編集してくださった野沢聡さんに、深く御礼を申し上げたいと思います。患者仲間のほか、本書を利用してくださっていた医療や福祉に携わる方々などの声があって、再出版がかないました。また、このたびの改訂では、脳神経内科千葉の川口直樹先生、全国筋無力症友の会事務局の北村正樹さんにお力いただきましたこと、あらためまして御礼申し上げます。そして何より、命を救ってくださった JA とりで総合医療センターの新谷周三院長はじめ冨滿弘之先生、土浦協同病院の稲垣雅春先生ほか、多くのスタッフの方々、お世話になった皆さまにこの場を借りて感謝申し上げたいと思います。ありがとうございます。

　初版の刊行は 2007 年末、発病から 5 年目でした。現在はそこからさらに 11 年が過ぎ、発病から数えると 16 年。もう 1 冊「その後のとほほ日記」ができるくらい、さらにいろいろなことがありました。
　ステロイド治療で症状の改善が得られたと思っていたら、2009 年・2010 年は症状の再燃があり、免疫抑制剤も導入、ステロイド治療を最初からやり直したこともありました。また、2014 年は胸腺腫の再発、2018 年は再々発がわかり、2 度目・3 度目の摘除手術、放射線治療、化学療法を受けるなど、思いがけないその後の「とほほ」もありました。しかしながら、治療の効果あって症状は落ち着いており、10 年前よりずっと仕事ができるようになっています。

　出版後、「続編は出ないの？」と聞かれることがよくありました。作家にとっては、続編があるのは喜ばしいことなのだと思いますが、患者にとっては、続編があることはあまりよろしくないことで、「ウーン、ネタはあるけどモニャモニャ……」と言葉を濁してきたように思います。
　そもそも、初版の"絵と文"を描き始めたのは、何とも説明しがたく見た目でわかりにくいこの病気を、どうやって人にわかってもらえばよいのだろうか？　と考えていたことからでした。「話せば話すほど、ろれつが回らなくなる」という症状もあります。見た目だけならほとんど健常者。いっそ黙っているほうが楽なの

か……。でもそれでは、自分に無理を強いることにもなる。健常者と同じようにふるまえば、症状を緩和したりコントロールすることもできなくなってしまいます。そんな中、友人が「アナタのような人がこんな珍しい病気になったのだから、絵に描きなよ。幸い描く力はあるでしょ？　ネタにしなきゃもったいない」と軽く言ったのです。「そうだ、漫画にすればいいんだ」とすぐさま納得してペンを執ったのが始まりでした。

　改訂版では、当初描いたイラストや文字を描き直し、差し替えてしまった箇所もだいぶあります。初版の原稿では、手や腕に力が入らないこともあって、線が細すぎたり、手書き文字が小さかったり、私の技術や経験のなさゆえに、見づらいところがたくさんあったと思います。一方、あえて、当時のままのイラストを残した箇所もたくさんあります。結局ムラがあってお恥ずかしいですが、本書を手にとっていただけて幸いです。

　残念なことに、MG患者はこの10年の間も増え続け、未だ完治する病気にはなっていません。それは他の難治性疾患についても言えることで、「こうした難病が難病でなくなるまで、重症筋無力症や多くの難病患者の存在をみなさんに知っていただきたい」という思いで、今回もペンを執りました。

　それから、語弊があるかもしれませんが、重症筋無力症という病気になってよく思ったのが、「何だか急におばあちゃんになった感じ」「高齢者になった時の予行演習をしているみたい」ということです。私よりずっと筋力があって元気な高齢者もたくさんいらっしゃいますし、"予行"で終わらないところが悲しいのですが……。しかし実際に、疲れやすくなるとか、飲み込みの力も弱くなって喉につかえやすくなるなど、加齢にともなう筋力の低下によって現れる体の変化と、共通することがたくさんあると思うのです。

　いずれはみんな高齢者になる――しかも日本は超高齢化社会に突入している――ということは、「私は時代の最先端を走っている!?」……実はひそかに思っていることなのですが、あながち冗談でもないと思うのです。

　遅かれ早かれ、人間、死ぬ前には誰もが治らない病気になるし、障害者になります。ある程度の年齢になれば、持病があるのも当たり前になるでしょう。そのうちに今よりもっと高齢者が働いたり、社会活動をすることも増えるでしょうから、病気や障害の1つや2つ持っていることが社会の少数派ではなくなるかもしれません。ハンディがハンディでなくなる、あるいは、それぞれのハンディにカスタマイズしながら、共存社会を模索していくことになるのでは。

……とまあ、自分に都合よく考えていますが、できるだけ、困っているところや弱いところに照準を合わせて社会を作っていったほうが、みんなが暮らしやすくて、平和な世の中になることは間違いないと思います。皆さんのお力をお借りして、一緒に考えていくことができたらと願っています。

　以前のあとがきにも書きましたが、この不思議な病気との日常をいざ絵にしてみると、何ともコミカルなものでした。実際の毎日は必死だったと思いますが、この状況を描いてみることで自分自身を客観視でき、「とほほ」な出来事に笑っている自分がいました。さらに描いたものが一人歩きを始め、垣根を越えて人とつながり、世界を広げていくことにもなりました。
　「とほほ」な日々もわるくない。人生捨てたもんじゃない。これからまたどんな「とほほ」があるかわかりませんが、命を救ってくれた先生方や皆さんに感謝し、この世に送りだしてくれた両親に感謝して、脱力しつつも生きるべなあと思います。この世を去る時「あー、面白かった」と言って天寿を全うしたいものです。

わたなべ　すがこ

著者略歴

わたなべ すがこ （渡部 寿賀子）

1973年　福島県生まれ　千葉県育ち
セツ・モードセミナー在学中より"絵と文"の仕事を開始
一方で農業体験施設管理人、ベビーシッター、介護職などを経験
2003年　重症筋無力症を発症
2007年　「重症筋無力症とほほ日記」初版出版
絵と文の仕事を請け負いながら、編集プロダクションに勤務
2012年　東京大学大気海洋研究所に勤務し、東北沿岸域のプロジェクトに携わる

※ 追加情報がある場合は弊社ウェブサイト内「正誤表／補足情報」のページに掲載いたします。
https://www.miwapubl.com/user_data/supplement.php

脱力系コミックエッセイ
重症筋無力症とほほ日記 [改訂版]

発　　行　2007年12月10日　初　版第1刷
　　　　　2019年 4月20日　改訂版第1刷
　　　　　2024年 7月15日　改訂版第3刷Ⓒ
著　　者　わたなべすがこ
発行者　　青山　智
発行所　　株式会社 三輪書店
　　　　　〒113-0033　東京都文京区本郷6-17-9　本郷綱ビル
　　　　　TEL 03-3816-7796　FAX 03-3816-7756
　　　　　http://www.miwapubl.com
装　　丁　清水佳子
印刷所　　三報社印刷株式会社

本書の内容の無断複写・複製・転載は，著作権・出版権の侵害となることがありますのでご注意ください．

ISBN 978-4-89590-655-5　C 0047

本書は2007年発行「I'm MG～重症筋無力症とほほ日記～」を改題して一部内容を改訂したものです．

JCOPY ＜出版者著作権管理機構　委託出版物＞
本書の無断複製は著作権法上での例外を除き禁じられています．複製される場合は，そのつど事前に，出版者著作権管理機構（電話03-5244-5088，FAX 03-5244-5089, e-mail：info@jcopy.or.jp）の許諾を得てください．